花
千
樹

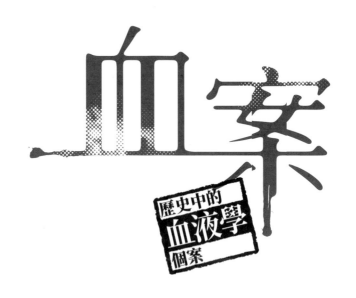

血案

歷史中的血液學個案

史丹福 著

目錄

檔案一：
血液癌症與紅血球疾病

檔案二：
流血與血栓

檔案三：
血液與傳染病

檔案四：
其他與血液學相關的疾病

代序

　　身為骨頭解密者，我們會透過骸骨理解一個人的一生及他的死因，讓我們可以還以死者應有的尊嚴及協助家屬明白曾經發生甚麼事，填補未知。我們利用骸骨作溝通的橋樑，但同時秉承著人類學「全面觀」的主張，以多個角度，如歷史、社會、文化、宗教等方面協助詮釋骸骨的故事，因為我們深信要理解人的立體呈現，必須要考慮多個角度才能具體地接觸到最接近原本、最真實的畫面。

　　史丹福的最新著作《血案——歷史中的血液學個案》（下稱《血案》）雖然是血液學的科普讀物，卻貫徹了「全面觀」的宗旨，每宗案件、故事都牽涉到多個專業薈萃——病理學、法醫學、歷史、人文科學等，更有部分故事的細節填補及解答了我一直以來的一些歷史及科學疑問，令我不禁一篇又一篇地讀完，十分精彩！

　　在不同的科普場合，我都會再三強調文理科的分割其實不能一刀切！所有理論、事件的出現都有相互關聯性。人文學科為科學的知識及出現提供了脈絡、背景；科學知識的出現為民眾排解生活中的未知及不解。史丹福的最新作品《血案》透過故事及知識的來回穿梭，做到了這種文理的互惠互利。

　　《血案》裡面的故事很立體，因而間接燃起了我的推理魂，想透過讀著史丹福的文字而從中抽絲剝繭，找出他所描述的血液或是醫學問題，喚醒了我全身的神經！這種令知識變得立體及具體的讀物，實在不可多得。

　　希望你也會與我一樣，一起從血液科學的角度，在傳奇人物的故事之間遊走吧！

李衍蒨

《屍謎——驗屍枱外的 20 個疑團》及

《屍骨的餘音》系列 作者

自序

英國前首相邱吉爾曾說：「不懂得歷史的人一定會遭受到歷史重演的折磨。」

中國唐代最著名的君主唐太宗說過：「夫以銅為鏡，可以正衣冠；以史為鏡，可以知興替。」

英國哲學家培根說過：「讀史使人明智。」

歷史是重要的，因為它可幫助我們找到人性的規律，避免重複犯錯。它可令我們培養出正確的價值觀，明辨是非，分辨對錯。正因為歷史重要，某些有權力的人會為了自身利益而操縱歷史，篡改歷史，意圖令人遺忘歷史。但另一方面，亦有一批不願放棄的人會堅持真相，拒絕遺忘歷史，奮起保衛歷史記憶。我們都需要歷史，需要真相，需要說真話的人。

史丹福的新作《血案——歷史中的血液學個案》只是一本科普小品，目標是透過歷史人物與事件帶出血液學的知識。我當然不會自誇這書能夠做到保衛歷史記憶這重任，但我還是希望透過此作勾起大家對歷史的興趣，同時又可學到一點基本的血液學知識。

史丹福雖然是個不折不扣的理科人，但自小已喜歡歷史，尤其是第二次世界大戰的歷史。我曾經想過在高中修讀歷史科，但無奈有興趣的科目太多，超出了可修讀科目的上限，最後唯有放棄。

我大學讀醫的時候加入了香港大學學生會醫學會的學生報編輯委員會《啟思》（*Caduceus*），成為了副總編輯。當時也試過融合我兩個興趣——醫學與歷史，在《啟思》中寫了幾篇以歷史為切入

點去介紹醫學的科普文章，結果文章頗受歡迎。

到我下筆寫《血液狂想曲》的時候，也嘗試「照辦煮碗」，把歷史的元素帶到書中，例如書中就有〈令喬治三世發瘋的罪魁禍首〉、〈維多利亞女王的基因如何摧毀了俄羅斯帝國？〉、〈亨利八世的血型問題〉等幾篇文章。這幾篇是書中我最喜歡、覺得最有趣的文章。

完成了兩本《血液狂想曲》後，花千樹出版有限公司再邀請我寫一本新書。當時我就想，兩本《血液狂想曲》已經把血液腫瘤、輸血、凝血等幾個血液學中的大課題都介紹完了，暫時很難再找題材寫出一本《血液狂想曲3》，也許我要找尋一個新的寫作方向。後來，又想起前作中幾篇與歷史有關的文章頗受讀者歡迎，於是我就想到何不寫一本完全由歷史角度出發去介紹血液學的書。

寫這本書並不容易，因為歷史始終非我的專業，而且有血液疾病的歷史人物並不多，我下筆的時候需要做大量的歷史資料搜集，尋找寫作靈感，亦需要運用想像力，盡力尋找與歷史相關的切入點去介紹血液學。不過我很享受寫作的過程，在資料搜集的過程中，我閱讀了很多歷史文獻，重拾浸淫在歷史書中的樂趣。

希望大家可以從這本新書中找到血液學的樂趣，同時找到歷史的樂趣。最後，我想寄語大家，請務必要好好認識歷史，並拒絕遺忘你認為重要的歷史與真相。

史丹福

2022 年 6 月

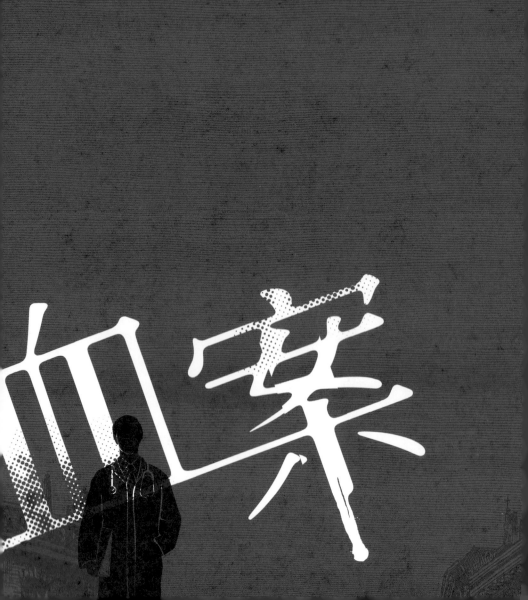

血液癌症
與紅血球疾病

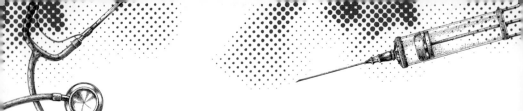

1.1 居禮夫人的真正死因

居禮夫人是史上最著名的女性科學家，同時也是女性科學家的典範。

居禮夫人原名瑪麗亞（Marya Sklodowska），1867 年生於波蘭。她天資聰穎，對科學特別感興趣。當時她的祖國被俄羅斯吞佔，人民生活很苦，也沒甚麼自由。在俄國的統治下，波蘭人受到壓迫，一名波蘭籍的女士根本沒有可能接受到高等教育。不過瑪麗亞並沒有放棄，她一邊自學科學，一邊儲錢，最終獲得法國巴黎大學進修的機會。

在法國，她把自己的波蘭語名字瑪麗亞改為法文的瑪麗（Marie）。在這裡，她不單可以接受高等教育，更遇到了她未來的丈夫及事業伙伴——皮埃爾·居禮（Pierre Curie）。二人結為夫婦並合作研究，他們首先從礦石中發現了一種新的放射性元素，居禮夫人為了紀念她熱愛的祖國波蘭，把新元素命名為針（polonium）。1898 年，他們又發現了另一個放射性更強的元素——鐳（radium）。因為鐳的發現，居禮夫婦獲得了 1903 年的諾貝爾物理學獎。

不幸的是，居禮先生在 1906 年死於交通意外。居禮夫人喪夫之後依然投入科學研究。當時，有「熱力學之父」之稱的物理學大師凱爾文爵士（Lord William Thomson Kelvin）質疑鐳不是一種元素，只是一種化合物。為了回應這質疑，居禮夫人立志把鐳元素純化出來，最後她成功了。因為這貢獻，她又獲得了 1911 年的諾貝爾化學獎。到現時為止，她仍然是史上唯一一個同時獲得諾貝爾物理學及化學獎的科學家，可以說是前無古人，暫時亦後無來者。

疾病纏身的居禮夫人

居禮夫人一生與放射性物質為伍，當年她並不知道放射性物質有多危險，所以她是在沒有任何防護設施的情況下研究放射性物質。居禮夫人更愛把含有鐳的管子裝在口袋，時不時欣賞它發出的藍色微光。居禮夫人的筆記至今仍然具放射性，因此它們必須保存在法國國立圖書館內的鉛箱裡，學者研究筆記時亦需使用防輻射裝備，大家可以從此想像到居禮夫人接觸到的輻射劑量有多驚人。更糟糕的是，居禮夫人除了接觸過大量放射性物質外，她還在第一次世界大戰中，自願到戰場上使用流動 X 光車幫助診斷傷兵，所以她也接觸過很高劑量的 X 射線。

檔案一
血液癌症
與紅血球疾病

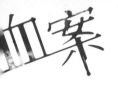

居禮夫人因長期在沒有任何防護設施的情況下研究放射性物質，健康受到嚴重損害。首先出現的症狀是視力的退化，她患上了白內障。由於視力嚴重受損，她的演講稿字體必須放大到2.5英寸才看得清楚。

自1932年起，居禮夫人感到極度疲倦，並出現持續的貧血，健康每況愈下。1934年，居禮夫人出現急速惡化的發燒症狀，最終在7月4日於法國薩伏伊省（Savoy）靠近阿爾卑斯山的一間安養院去世。醫生宣布她的正式死因是「再生障礙性惡性貧血」（"aplastic pernicious anaemia"）。

值得留意的是，今天的血液學中並沒有「再生障礙性惡性貧血」這個疾病。現今在名稱上最接近的疾病是再生障礙性貧血（aplastic anaemia），這個疾病的成因是骨髓中的造血細胞減少，令骨髓無法生產足夠的血細胞。放射性物質產生的電離輻射可以殺死骨髓中的造血細胞，所以接觸電離輻射與患上再生障礙性貧血是相關的。從這方面來看，居禮夫人患上再生障礙性貧血的推論是相當合理的。再生障礙性貧血可以令血液中的嗜中性白血球（neutrophil）減少，使居禮夫人更容易受到細菌感染，因而發燒。

但當年的血液學發展遠不及今天，當年醫生所做的診斷亦不一定正確。再加上當年所用的醫學字眼與今天所用的不完全相同，所以如果我們純粹以字面意思解讀，有可能誤判了居禮夫人的真正死因。

一篇在 2012 年發表在《白血病研究》(*Leukaemia Research*) 的文章提出，「再生障礙性惡性貧血」這字眼亦被當時的病理學醫生用來描述過一個受僱於美國鐳企業，替手錶錶面塗上可以發亮的鐳顏料的工廠女工的情況。文章的作者指出「惡性」這詞語顯示居禮夫人及工廠女工都不只出現一般的血細胞減少，她們的血細胞也可能有「異變」(dysplasia)。所謂異變，是指細胞出現了異常的形態轉變，令其在顯微鏡下的外觀變得相當奇怪。

異變的血細胞是骨髓異變綜合症 (myelodysplastic syndrome，簡稱 MDS) 的特徵。骨髓異變綜合症可以被當成急性骨髓性白血病 (acute myeloid leukaemia，簡稱 AML) 的前期。假以時日，理論上所有的骨髓異變綜合症個案都會轉化成急性骨髓性白血病。

檔案一

血液癌症
與紅血球疾病

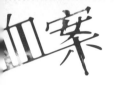

「異變」這個概念在 1973 年才被提出，骨髓異變綜合症這疾病也是在之後才有更準確的描述。當年居禮夫人患病時，醫學界根本未有正式描述過這疾病，醫生自然也無法診斷這病。

因此，居禮夫人的真正死因一直眾說紛紜。有文獻記載居禮夫人是死於再生障礙性惡性貧血，亦有文獻指居禮夫人是死於骨髓異變綜合症或相關的急性骨髓性白血病。

其實在病理學上，再生障礙性惡性貧血、骨髓異變綜合症及急性骨髓性白血病三者有時候是不容易純粹靠形態分辨的，因為骨髓異變綜合症或急性骨髓性白血病患者的骨髓有時都會出現細胞過少（hypocellular）的情況，導致在形態上與再生障礙性惡性貧血相似。

不過，不管居禮夫人最終是死於再生障礙性惡性貧血、骨髓異變綜合症或是急性骨髓性白血病，文獻基本上都一致認為她的死是與輻射有關。

究竟輻射如何危害居禮夫人的健康？它與血液疾病又有甚麼關係呢？

電離輻射與血液癌症

在討論輻射所引起的血液疾病之前，史丹福想先釐清一些定義。在物理學上，輻射是指能量以波或是次原子粒子移動的形態，在真空或介質中傳送。輻射可分為電離輻射（ionizing radiation）和非電離輻射（non-ionizing radiation）。其中電離輻射是能量高的波或粒子，它可以令原子失去電子，成為離子（ion）。電離輻射的例子包括α粒子、β粒子、γ射線、X射線等。而非電離輻射則是指能量較低，並且不足以令原子失去電子而成為離子的波或粒子，例子包括無線電波、微波、紅外線及可見光等。

在非物理學的討論中，人們未必一定會嚴格地將輻射分為電離輻射和非電離輻射。由於只有電離輻射會嚴重影響健康，所以在醫學的討論上，很多人都把「輻射」等同於「電離輻射」。這其實並不完全準確，物理學家知道的話大概會被氣得怒髮衝冠。史丹福會在之後的討論中盡量保持用詞準確，清楚地分開電離輻射與非電離輻射。

電離輻射危險的地方在於可以傷害細胞。它所造成的傷害可分為直接傷害與間接傷害。直接傷害是指電離輻射令到細胞中DNA的鍵結斷裂，間接傷害則是指電離輻射製造出自由基（free radical）。不論是直接或間接傷害都會破壞DNA，可導致細胞死

檔案一
血液癌症
與紅血球疾病

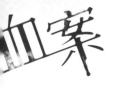

亡和促使細胞出現基因突變，增加成為癌細胞的風險。一般來說，常進行細胞分裂的細胞較易受到電離輻射的影響，而造血細胞正是一種常進行細胞分裂的細胞。

其實早在 1902 年已出現首個因電離輻射而誘發皮膚癌的案例報告。1911 年甚至出現了放射工作者患上白血病的報告。不過由於這些個案並不多，科學家很難系統性地研究電離輻射與血液癌症的關係。

第二次世界大戰時，美國在日本的廣島、長崎投下原子彈。很多受害者當場死亡，倖存的生還者亦暴露在高劑量的電離輻射中。這為科學家提供了更多的數據去研究電離輻射與血液癌症間的關係。事實上，我們對電離輻射的了解有很大部分是來自日本原爆的數據。

1940 年代末，日本的醫生行醫時最先發現原爆生還者似乎有高機率患上白血病，於是科學家開始收集數據。他們發現爆炸後兩年，白血病的發病率逐年增高，在六至八年時達到高峰。一個名為「壽命研究」（Life Span Study）的大型研究數據顯示，直到 2000 年為止，49,204 個原爆生還者中有 204 個患上白血病，據統計當中有 46% 的個案與原爆的電離輻射有關。「壽命研究」顯示原爆生還者有較高機率患上急性骨髓性白血病、慢性骨髓性白血

病（chronic myeloid leukaemia，簡稱 CML）及急性淋巴性白血病（acute lymphoblastic leukaemia，簡稱 ALL）這幾種白血病。相較沒有受原爆影響的日本人，接觸過劑量高於 0.005 戈雷（gray，電離輻射能量吸收劑量的標準單位）以上電離輻射的原爆生還者有 1.5 倍的機率患上白血病。

除了原爆生還者外，另外一個探索電離輻射與血液癌症關係的途徑就是研究接受了放射治療的病人。一份在 2011 年刊登在《BMC 癌症》（*BMC Cancer*）的報告比較了只接受手術而沒有接受放射治療與同時接受了手術及放射治療的乳癌病人，發現同時接受了手術及放射治療的病人有 3.32 倍的機率患上骨髓異變綜合症或急性骨髓性白血病。

這些研究都很明確地顯示電離輻射會增加接觸者患上血液癌症的風險。

居禮夫人全心全意研究放射性物質，為科學帶來重要貢獻，但最終卻死於自己熱愛的輻射，令人惋惜。假如當年她知道電離輻射的危險性，並有充足的防護設施進行研究，她也許可以活得更長久，做更多的研究，這也會是科學界之福。

檔案一
血液癌症
與紅血球疾病

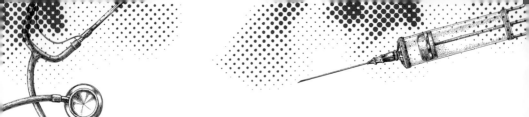

1.2 切爾諾貝爾核災難

2022 年 2 月，俄羅斯入侵烏克蘭，俄軍更一度佔領了切爾諾貝爾（Chernobyl）的核電廠設施。歐洲民眾都擔心，一旦戰火誤中核電站，將會引致核輻射洩漏，危及整個歐洲。幸好，在史丹福執筆之時，烏克蘭現已重奪切爾諾貝爾地區的控制權，俄軍亦全面撤出該地區。該核電站現時應該沒有核輻射洩漏的危險。不過我們亦可趁此回顧及反思一下當年切爾諾貝爾核事故這場人類史上最嚴重的核事故。

既是意外，也是人禍

1986 年，切爾諾貝爾地區仍然由蘇聯統治。切爾諾貝爾核電廠位於普里皮亞季鎮（Pripyat）附近，距切爾諾貝爾市 18 公里，位處烏克蘭和白俄羅斯邊境。當時切爾諾貝爾核電廠裡共有四台 RBMK-1000 型大型石墨沸水反應爐，蘇聯對外宣傳為世界上最安全的核反應爐。

1986 年 4 月 26 日凌晨，工作人員對第四號反應爐展開了一項試驗。按照蘇聯的設計，核電廠有兩套獨立的外部電源提供足夠電力給冷卻系統，防止反應堆過熱。但為了安全起見，核電廠的職員想測試一下，如果兩套外部電源都未能及時供電，汽輪發電機的慣性動力能否暫時提供足夠電力給冷卻系統。

這本來是一個確保安全的測試，結果卻在陰差陽錯之下演變成一場大災難。第四號反應爐在測試過程中功率急劇上升，令水蒸氣壓力過高，最後產生了大規模的蒸汽爆炸，反應爐的上蓋被炸起。這次爆炸摧毀了燃料管道及令冷卻劑管道爆裂，蒸氣大量湧出，冷卻水的持續流失卻令反應爐的輸出功率繼續上升。約兩至三秒之後，反應爐又發生了第二次爆炸，這次爆炸可能是由氫氣造成的化學爆炸，也可能是由於功率進一步暴漲而引起。爆炸產生了嚴重火災，並把大量放射性物質拋到高空，散落在核電廠的周圍，放射性塵埃更隨著風擴散到整個歐洲。這次事故釋出的放射性微塵是廣島原子彈的 400 倍。

最早抵達核電廠進行救援的是幾十名當地的消防員，他們完全不知道核電廠的輻射洩漏有多嚴重，在沒有配備任何輻射保護衣服的情況下滅火，結果他們大部分都因接觸過量輻射而死亡。

檔案一

血液癌症
與紅血球疾病

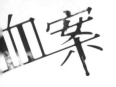

核事故本身是場意外。但蘇聯的官員卻為了自身利益而不斷地以謊言掩蓋事故，令很多本來可以避過災難的人最終成為受害者。極權國家從古到今都愛以謊言隱藏問題，相信不少讀者朋友都深有體會。

災難以後，蘇聯政府盡量把事實壓下來，迴避問題的嚴重性。政府一方面不想驚動西方，令蘇聯政府尷尬，另一方面又不想令民眾恐慌，擔心會影響政府的統治。他們因此沒有立即向國際社會公布事故。直到4月28日，1,000公里外的瑞典斯德哥爾摩的核電廠探測到大氣的輻射異常，此時蘇聯才不得不正式公布事故的消息，但也沒有公開詳情。

5月1日，蘇聯當局為了避免引起恐慌，還繼續在基輔和明斯克舉行勞動節慶祝活動。勞動節對共產黨來說是非常重要的節日，蘇聯政府認為繼續慶祝活動可以避免產生恐慌。但該區域離核事故的發生地方不遠，不少的核輻射污染物都吹到這兩個大城市，民眾卻全不知情。人民在歡天喜地慶祝，卻不知道自己正在受到核輻射無情的攻擊，非常可悲。

風勢持續把放射性塵埃吹到更遠的地方，蘇聯當局擔心放射性塵埃遲早會吹到他們的政治中心莫斯科，於是他們用碘化銀在白羅斯上空進行人工降雨，令放射性塵埃落在白羅斯而不會去到蘇聯的

政治經濟重心地方。

　　獲得2015年諾貝爾文學獎的白羅斯作家及記者亞歷塞維奇（Svetlana Alexievich）曾在其作品《切爾諾貝爾的悲鳴》（*Voices from Chernobyl*）中引述資料，指出切爾諾貝爾核事故釋放出的核輻射物質中有70%落在白羅斯，令白羅斯多達23%領土受放射性物質銫-137（Caesium-137）污染，甚至比烏克蘭的比率（4.8%的領土）還要多。

　　蘇聯政府為了俄羅斯而犧牲白羅斯，這不只是意外，而是明顯的人禍。諷刺的是，現今的白羅斯總統盧卡申科（Alexander Lukashenko）是個獨裁者，他在政治上親近俄羅斯，亦將核災情視作敏感議題，並迫害研究核輻射遺害的科學家。例如白羅斯戈梅利國立醫科大學（Gomel State Medical University）的前校長班特卓夫斯基（Yury Bandazhevsky）致力於研究切爾諾貝爾事故對人體的影響，卻被白羅斯指控受賄，現正流亡海外。

　　今天的科學家研究核事故的禍害都如此困難，當年蘇聯科學家所承受的壓力自然更加大。眾所周知，比起解決問題，極權政府似乎更擅長解決提出問題的人。

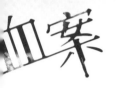

其中一名受害者就是蘇聯化學家列加索夫（Valery Legasov）。他是調查事故原因和減緩災難後果的政府委員會主要成員，他堅持事故後立即撤離核電廠附近城市普里皮亞季的所有居民，甚至嘗試遊說政府叫停基輔和明斯克的勞動節慶祝活動，但最終也未能成功。

事故發生之後，列加索夫繼續領導調查事故。列加索夫的小組最後得出結論，認為事故的發生受多個因素影響。他認為核電廠控制人員的失誤是造成事故的主因，但核子反應爐設計的缺陷也是造成意外的因素之一。調查核子反應爐設計的失誤牽涉到蘇聯政府的高級官員，因此當報告的初稿呈上政府的中央委員會後，委員大為震驚，甚至有一名部長建議國家安全委員會（The Committee for State Security，俄語簡稱 KGB）把報告的作者處決。

1986 年 8 月，列加索夫在奧地利國際原子能機構（International Atomic Energy Agency）的會議中代表蘇聯提交報告，並再次指出人為錯誤與反應堆的錯誤設計都是事故的主因。這次會議令他獲得了國際社會的高度讚賞，因為他詳盡而直率的評論與蘇聯政府試圖淡化事件嚴重程度的態度成鮮明對比。

　　但他在國內的待遇卻完全相反，他積極推動提升反應堆的安全與改革組織的立場引起了蘇聯保守勢力的不滿。其他科學家開始向他發出攻擊，指責他處理事故失誤。在庫爾恰托夫研究所（Kurchatov Institute）科學技術委員會的一個席位選舉中，他竟然大熱倒灶，被參與的投票者排除在外。他更是切爾諾貝爾災難小組中唯一沒有被授予「社會主義勞動英雄」頭銜的成員。這個頭銜在蘇聯代表了很高的榮譽，列加索夫對此非常失望。

　　在切爾諾貝爾核事故兩周年紀念日前夕，列加索夫自殺身亡。他未有留下遺書，而他自殺的原因到現在依然未明，有人認為是因為他在國內受到無窮壓力，也有人認為是因為他對未能幫助到切爾諾貝爾的受害者而感到自責。

　　總的來說，切爾諾貝爾核災難既是場意外，也是場人禍。根據國際原子能機構與世界衛生組織組織的切爾諾貝爾論壇在 2005 年發表的報告，事件直接造成了 56 人死亡，包括 47 名救災人員及 9 名罹患甲狀腺癌的兒童。報告更估算大約有 60 萬人因事件而暴露在高度輻射物質下，因而死於癌症的人數可高達 4,000 人。綠色和平組織更估計事件的總傷亡人數高達 93,000 人，不過組織引用的數字來源並非來自經過同儕審查的學術論文。

檔案一
血液癌症
與紅血球疾病

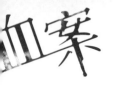

急性輻射綜合症

談起核輻射，我們自然會聯想到居禮夫人，她曾長時間接觸核輻射，直至 66 歲時才死於輻射相關的血液疾病，切爾諾貝爾的消防員及救護員卻大多在數天至數星期內死亡，究竟為何如此？

原來分別在於暴露的時間與吸收的劑量。居禮夫人長時間暴露在較低劑量的電離輻射中，雖然其暴露累積量很高，卻不足以引起急性的症狀。相反，切爾諾貝爾的消防員及救護員在短時間內吸收了大劑量的電離輻射，這會導致急性輻射綜合症（acute radiation syndrome）。

我們在〈1.1 居禮夫人的真正死因〉一文中已經討論過電離輻射對身體的慢性影響，今次我們將集中討論電離輻射對身體的急性影響。

電離輻射吸收劑量的標準單位是戈雷（gray）。根據定義，1 戈雷就是指 1 公斤的組織吸收了 1 焦耳能量的電離輻射。以一些日常輻射劑量的例子供大家參考，接受一次胸部 X 光（chest X-ray）檢查時肺部接受的輻射劑量約為 0.01 毫戈雷（milligray，即一千分之一個戈雷的劑量），而接受一次頭部電腦掃瞄（computer tomography），檢查時腦部接受的輻射劑量則

可達 50 毫戈雷。如果人體全身在短時間內吸收了大於 2 戈雷的電離輻射，就足以引起急性輻射綜合症。

身體中不同的組織對電離輻射有不同的反應，其中以生殖腺、骨髓、淋巴組織及腸胃黏膜等更新速度快的組織最易受影響。

急性輻射綜合症的嚴重程度與電離輻射的吸收劑量相關。當吸收劑量為 1 戈雷時，病人可能只有輕微的症狀，包括頭痛、嘔吐、肚瀉等。病人大多沒有性命危險。

如果吸收劑量為 2 至 3 戈雷，病人骨髓中的造血幹細胞就會大量死亡，細胞的分化（cellular differentiation）與成熟（maturation）亦會停止。在周邊血液中最先受到影響的是淋巴球，其數量會在數小時內開始減少。隨後，嗜中性白血球與血小板的數量亦會於數天內開始下跌。紅血球的壽命最長，所以其數量會在幾星期後才出現下跌。病人在這階段的症狀包括容易感染、流血、傷口難以癒合等。不過假如病人捱得過這個階段，其骨髓功能一般會在數個星期至數個月內自行復原。

當病人接觸到高於 6 戈雷劑量的電離輻射，其腸胃黏膜會受到嚴重損壞，病人會出現嚴重嘔吐、肚瀉、腸胃出血等症狀。由於腸胃的功能已經失去，病人大多會在數星期內死於營養不良、脫水、電解質失衡、腸胃出血或者感染。

檔案一

血液癌症
與紅血球疾病

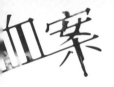

　　10 戈雷或以上劑量的電離輻射可以損壞病人的中樞神經系統，常見症狀包括頭痛、運動失調、認知異常、神智不清。病人會在數天至數星期內死亡，死亡率接近 100%。

　　適當的治療可以提升病人存活的機會。其中針對輻射的藥物包括碘化鉀（potassium iodide）及阿米福汀（amifostine）。碘化鉀可以預防甲狀腺吸收放射性碘同位素，減少它對甲狀腺的傷害。阿米福汀則是一種輻射緩和劑，它可以清除電離輻射形成的自由基，並可以促進受損 DNA 的修復。除了特別針對輻射的藥物外，支援性治療也是治理病人時必不可少的一環。支援性治療包括為病人補充水分及電解質；使用預防性抗潰瘍藥物以預防上消化道潰瘍；使用抗生素、抗真菌藥物及抗病毒藥物以預防感染；使用白血球生長激素（又稱顆粒性白血球集落刺激因子，granulocyte colony stimulating factor，簡稱 G-CSF）提升嗜中性白血球等。

如何量度病人所接受的輻射劑量？

假若真的不幸發生了核輻射洩漏，那麼醫生必須知道受害者所接受的輻射劑量，才能更有效地治理病人。一般來說，接觸到少於 2 戈雷輻射的病人甚少會有即時的生命危險，接觸到高於 10 戈雷輻射的病人接近必死無疑，可以被救活的機率極低。因此在大規模的核事故中，假如醫療資源有限，醫生一般會優先處理暴露於 2 至 10 戈雷輻射的病人。

這個分診（triage）過程非常依賴化驗室所測量的病人輻射吸收劑量，究竟化驗室會如何量度病人所接受的輻射劑量呢？

原來電離輻射會造成獨特的染色體變化，它們就是輻射吸收劑量的指標。正常的染色體只有一個著絲粒（centromere）[1]，而電離輻射可以令染色體斷裂，染色體斷裂後有時會重新併合，變成一條有兩個著絲粒的染色體。這種異常的異色體叫做雙絲點染色體（dicentric chromosome）。當病人受到的輻射劑量越高，雙絲點染色體的數量也會越多。化驗室會測量病人 T 淋巴細胞中雙絲點染色體（dicentric chromosome）的數量，再把雙絲點染色體的數量代入數學公式計算出輻射劑量。這個檢查叫做染色體畸變估算生物劑量測定（cytogenetic biodosimetry）。

---

[1] 染色體中把短臂和長臂連結的結構。

檔案一
血液癌症
與紅血球疾病

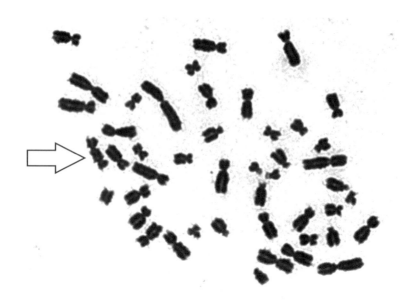

圖 1.2.1　染色體畸變估算生物劑量測定的抹片，箭頭標示著雙絲點染色體

　　理論上香港也有面對核輻射災害的風險。距離香港最近的核電站是位於廣東大亞灣的廣東核電站和嶺澳核電站，在香港市區東北面約 50 公里外。因此本港的伊利沙伯醫院也設立了染色體畸變估算生物劑量測定實驗室，以在緊急情況下幫助測量病人的輻射吸收劑量。這是針對核電站發生輻射事故時後備緊急措施的一部分。

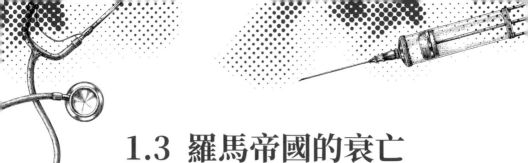

1.3 羅馬帝國的衰亡

羅馬帝國是人類歷史上其中一個最強大的帝國，無論經濟、文化、政治和軍事上的成就都達到很高的水平。羅馬帝國全盛時版圖橫跨歐亞非三大洲，約 5 百萬平方公里的土地，統治了 7 千萬的人口，即佔當時世界總人口的 21%。但約公元 2 世紀開始，一連串的內憂外患令到羅馬帝國由盛轉衰，並陸續出現政治混亂、經濟衰退、暴亂頻發、外族入侵等問題。公元 410 年，日耳曼大軍攻佔了羅馬城，西羅馬帝國（當時羅馬帝國已分成東西兩個帝國，東羅馬帝國卻依然興盛）逐步走向滅亡。

羅馬帝國為何會衰亡呢？這是一個複雜的歷史問題，史學家也提出了軍事退步、環境退化、通貨膨脹等多個原因。不過亦有學者提出了一個很特別的理論──鉛中毒。鉛中毒的說法最先由德國藥劑學家及毒理學家科伯特（Rudolf Kobert）在 1909 年提出，但當時並未受到重視。到了 1965 年，美國社會學家吉爾菲蘭（Seabury Colum Gilfillan）重新提出這理論，之後才慢慢受到注意。1983 年，美國的環境化學學者恩里亞古（Jerome Okon Nriagu）又在著名的《新英格蘭醫學期刊》（*New England Journal of Medicine*）中發表文章，進一步解釋這理論。

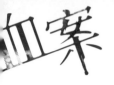

葡萄酒與甜果漿之禍

古羅馬人的冶金技術非常發達，他們善用了鉛密度高、延展性高、柔軟好成形、熔點相對較低等化學特性，把鉛廣泛地應用於建築、軍事、裝飾上。但這些應用其實並不算很危險，真正危險的是他們從飲食中吸取的鉛。

首先，羅馬人熱愛葡萄酒。他們又相信鉛可以令葡萄酒更美味及保存更久，於是他們在高級的酒器、酒杯和釀酒器材加入鉛。但酒的酸性環境令鉛容易溶出，因此他們喝葡萄酒的同時往往都吸收了不少鉛。更甚是，羅馬人還喜歡把葡萄汁放在鉛鍋裡長時間熬煮，製成一種帶甜味的濃果漿。過程會令葡萄汁中少量的醋酸與鉛產生反應，變成醋酸鉛（lead acetate）。醋酸鉛是種甜味劑，令果漿充滿甜味。這種果漿可以被添加在葡萄酒裡，提升酒的味道，更可以用在菜餚裡，令食物更美味。但醋酸鉛是種含鉛的化合物，長時間食用肯定會影響身體。

恩里亞古就在他發表於《新英格蘭醫學期刊》的文章中估計過，羅馬貴族每天大概會攝取到 250 微克的鉛，其中來自酒的佔了約 180 微克，還有少部分來自空氣、食物與水等，但平民與奴隸所吸收的鉛則少很多，那當然是因為他們沒有機會經常喝到昂貴的葡萄酒。根據這些估計，羅馬貴族血液中的鉛濃度可能達到 50 微克每分升（μg/dL），按今天標準，我們一般把血液中鉛的警戒標準定於 10 微克每分升。因此羅馬貴族的確有較大可能出現鉛中毒。恩里亞古又提出，根據記載，羅馬貴族經常患有痛風，這也可能是

因為鉛影響了腎臟的功能，令它無法有效地排走尿酸。

除此之外，一些考古學的發現似乎也進一步驗證了這說法。美國的考古學家比塞爾（Sara C. Bisel）曾在地中海沿岸的赫庫蘭尼姆（Herculaneum）古城進行考古研究，這古城在當時羅馬帝國的領土內，並在公元 79 年維蘇威火山爆發時被摧毀。比塞爾對死者的屍骨進行化學分析，發現鉛濃度達到了 84 百萬分率（parts per million，簡稱 ppm）。相較起來，古希臘山洞內發現的屍骨鉛濃度只有 3 百萬分率，而現代美國人和英國人骨骼中鉛濃度則有 20 至 50 百萬分率，可見古羅馬人體內的鉛是顯著地較高的。

提出鉛中毒學說的學者相信，由於羅馬貴族身體內有更高含量的鉛，所以壽命不長，又或者容易出現精神失常，因而影響了羅馬帝國的統治，令國勢走下坡，最終滅亡。羅馬史上最著名的暴君尼祿（Nero Claudius Caesar Augustus Germanicus）也是以熱愛葡萄酒而聞名，這似乎可以解釋到他的殘暴性格或許是因鉛中毒而精神失常的表現。

鉛中毒的禍害

那麼究竟鉛中毒對身體有何影響呢？

鉛中毒可以危害身體內多個不同器官與系統，包括神經系統、造血系統、循環系統、消化系統和生殖系統等。短時間內吸收高濃度的鉛量，可導致急性鉛中毒，病徵包括腹痛及嘔吐。長期接觸較

檔案一
血液癌症
與紅血球疾病

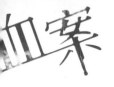

低量的鉛則會引起慢性鉛中毒，病徵包括貧血、食慾不振、腹部絞痛、反應遲鈍、倦怠、知覺障礙、腎功能衰退、不孕等。

醫學知識很多時候都非常繞口難記，所以習醫之人都愛用口訣幫助記憶。史丹福讀醫時曾學過一個關於鉛中毒病徵的口訣——LEAD。這四個字母分別對應著不同的病徵。

L：lead lines on gingivae（牙齦上有「鉛線」）

E：encephalopathy（腦病變）、erythrocyte basophilic stippling（紅血球嗜鹼性斑點）

A：anaemia（貧血）、abdominal colic（腹部絞痛）

D：wrist drop（手腕下垂）、foot drop（足下垂）

雖然鉛可以影響身體多個器官，但我們還是集中精力探討我們最感興趣的血液吧。

鉛會影響血基質（haem）的合成，繼而影響血紅蛋白（haemoglobin）的合成，引起貧血。受影響的紅血球較平常的小，所以鉛中毒引起的貧血在分類上屬於小球性貧血（microcytic anaemia）。

在血液形態上，病人的紅血球會出現一種名為嗜鹼性斑點（basophilic stippling）的特別現象，意思是指紅血球上有細小的紫藍色點均勻地散佈在紅血球的細胞質中。那些小點其實是

聚集的核糖核酸（ribonucleic acid，簡稱 RNA）。為何會如此呢？原來鉛會影響一種負責核酸代謝的酶——嘧啶 -5′ - 核苷酸酶（pyrimidine-5'-nucleotidase）。當核酸代謝受到影響，核糖核酸就會積聚在紅血球的細胞質中。

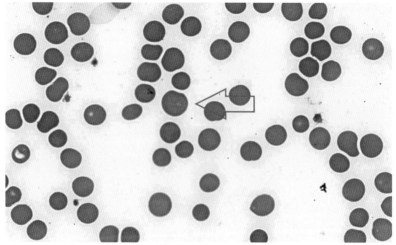

圖 1.3.1　鉛中毒患者的周邊血液抹片，箭嘴標示的是出現嗜鹼性斑點的紅血球

　　另外，鉛中毒病人的骨髓中也會出現另一個特別的現象。病人的骨髓被普魯士藍（Prussian blue，一種用於測量細胞鐵儲備的染料）染色後，就會出現環狀鐵粒幼紅細胞（ring sideroblast）。這種細胞的細胞核像被一個藍色的鐵顆粒環包圍著。根據定義，環狀鐵粒幼紅細胞是一種紅血球先驅細胞，它的細胞核邊緣有超過五粒鐵顆粒，且環繞超過細胞核邊緣的三分之一。這種細胞的出現代表紅血球先驅細胞無法有效地運用鐵，於是鐵被積聚在紅血球的線粒體（mitochondrion）內。

檔案一
血液癌症
與紅血球疾病

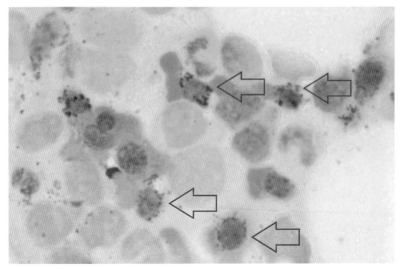

圖 1.3.2　被普魯士藍染料染色的骨髓抽吸抹片，箭嘴標示的是環狀鐵粒幼紅細胞

　　從以上的討論，我們可以知道鉛中毒的禍害很大。假如羅馬人真的長期吸入過量的鉛，他們的神經系統、血液及其他身體系統都會受損。

　　鉛中毒對羅馬帝國的衰落影響有多大，現在還存在巨大的爭議。有些歷史學者仍然相信其他因素比鉛中毒更為重要。但不管如何，鉛中毒對人類的健康危害很大，即使到了今天都不容忽視，日常生活中有可能接觸到的電池、油漆、陶瓷、鉛錫焊接及汽油的添加劑都會用到鉛或其化合物，亦存在鉛中毒的風險，我們實在有需要多認識一下這個危險的重金屬中毒問題。

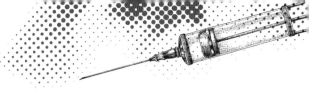

1.4 男高音卡雷拉斯與白血病

卡雷拉斯（José Carreras）是近代最偉大的歌唱家之一。他與巴伐洛堤（Luciano Pavarotti）及杜鳴高（Placido Domingo）並稱為世界三大男高音。相較於巴伐洛堤的明亮甜潤及杜鳴高的雄壯陽剛，卡雷拉斯的聲音則較為溫暖人性化，轉音咬字都帶著豐沛的情感，令人感覺親切。

卡雷拉斯自幼便開始展現自己的歌唱天賦，8歲時已經首次公開表演。他之後入讀了利塞奧高等音樂學院（Conservatori Superior de Música del Liceu）。在一次偶然的機會下，著名女高音卡巴耶（Montserrat Caballé）聽到他的表演，她非常欣賞卡雷拉斯的演出，於是邀請他合作演唱。卡雷拉斯的事業自此一帆風順，在各國的歌劇院中演出過《蝴蝶夫人》、《茶花女》及《托斯卡》等歌劇。

1987年，他的事業仍然如日方中，但身體忽然經常感到疲勞，起初以為只是工作過勞，就沒有為意。直至之後在巴黎拍攝歌劇電影《波希米亞人》的時候，他感到牙齦不適，影響到一顆新植的牙，懷疑牙齦有感染於是求診。經醫生細心檢查後，最後竟意外發現他患上白血病。

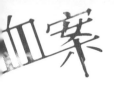

甚麼是白血病？

究竟卡雷拉斯患上的白血病是一種怎樣的疾病？

白血病俗稱「血癌」，顧名思義是一種血液的癌症。此病在 19 世紀中期最先由英國醫生班尼特（John Hughes Bennett）及有「現代病理學之父」之稱的維爾肖（Rudolf Ludwig Karl Virchow）分別描述。維爾肖最先用到「leukämie」一詞形容這種血液疾病，這詞由希臘文中的「*leukos*」及「*heima*」二字結合而成，基本上就是「白色的血」的意思。

至於白血病為何會得到這名稱呢？大家看一看右邊的圖片就會明白了。圖片顯示的是經過離心處理後的白血病病人血液樣本，樣本中有一層厚厚的白色的液體。

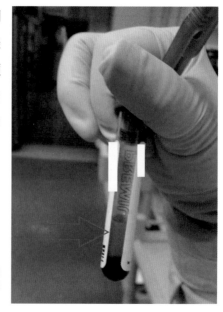

圖 1.4.1　經過離心處理後的白血病病人血液樣本，箭頭標示著厚厚的白細胞層（buffy coat）

　　雖然維爾肖的年代還未有離心處理的技術，無法分開血液中的成份，但他已經注意到白血病患者的血液顏色較白。現今我們知道白血病是因為血液細胞不受控地增長所引發的疾病，這些異常生長的細胞大多是白血球[1]，所以當血液中充斥著白血球時，血液就變得偏向白色。白血病可以分為急性與慢性兩種[2]。慢性白血病的症狀較為溫和，甚至完全沒有病徵，病人就算不接受治療也可以存活一段長時間。至於急性白血病則會引起貧血、流血、感染等急性症狀。如果不接受治療，病人會在短時間內死亡。

　　急性白血病患者的血液或者骨髓中有超過 20% 的帶核血液細胞屬於母細胞（blasts）。母細胞是一種血液細胞的先驅，但並不具有成熟血液細胞的功能[3]。大家可以把母細胞想像成一個嬰兒。所有成年人都是由嬰兒成長而成的。但急性白血病患者雖然有很多母細胞，但母細胞卻不會成熟。這就好像一個社會中的嬰兒不斷出生，但全都不會成長一樣。最終這個社會會充滿嬰兒卻不再有具工作能力的成年人，社會最終只會步向滅亡。同樣地，如果病人的血液及骨髓充斥著沒有功能的母細胞而沒有成熟的血液細胞，病人就

---

[1]　理論上紅血球先驅細胞與巨核細胞等的增生都可以引起白血病，血液都應該會偏白。但這些個案非常非常罕見。

[2]　主要取決於母細胞的數量，多於或等於 20% 屬於急性，少於 20% 屬於慢性。

[3]　紅血球、白血球、血小板都是成熟的血液細胞。母細胞取代了骨髓中的正常細胞，令骨髓不能正常地製造成熟細胞。

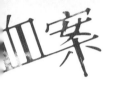

會因貧血而虛弱疲倦、因不夠血小板而容易流血,甚至因為缺乏成熟白血球而免疫力下降,容易受到感染。

急性白血病又可以再細分為急性骨髓性白血病(acute myeloid leukemia,簡稱 AML)及急性淋巴性白血病(acute lymphoblastic leukemia,簡稱 ALL)。AML 患者的異常母細胞屬於骨髓母細胞(myeloblasts),是骨髓性細胞(myeloid cells)的先驅細胞;ALL 患者的異常母細胞則屬於淋巴母細胞(lymphoblasts),是淋巴性細胞(lymphoid cells)的先驅細胞。

AML 及 ALL 的療法及預後(prognosis,此乃一醫學名詞,意思是預測疾病發展情況,例如康複、惡化或死亡的機率)都不同,因此準確地為急性白血病分類對治癌病人是非常重要的。這工作一般由血液化驗室中的血液病理科醫生負責。血液病理科醫生會為病人的血液及骨髓樣本進行形態(morphology)分析、細胞化學(cytochemistry)、流式細胞學(flow cytometry)、細胞遺傳學(cytogenetics)及分子遺傳學(molecular genetics)的檢測。這些檢查都是非常專門而且複雜的,史丹福就不詳盡介紹了。有興趣的朋友可以參考筆者的舊作《血液狂想曲 1 ——走進血液的世界》。

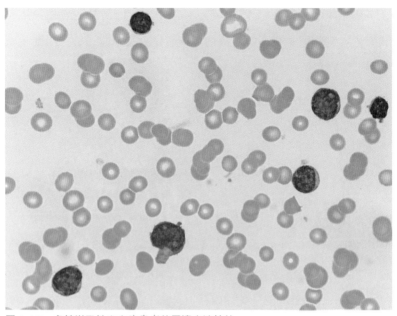

圖 1.4.2　急性淋巴性白血病患者的周邊血液抹片

　　卡雷拉斯所患的是 ALL。ALL 又可以再根據其母細胞的特性再細分為 B 細胞和 T 細胞型。ALL 在兒童中特別常見，是兒童癌症中最常見的一種。有 75% 的 ALL 病人都是 6 歲以下的小童。小兒 ALL 的預後非常好，有接近 80% 的病人可以完全治癒。卡雷拉斯在 40 歲的年紀才患上 ALL，預後比較差，即使以現時先進的醫學技術，完全治癒的機率仍然小於 50%。以當年的醫學知識，卡雷拉斯能治好的機率甚至更低。

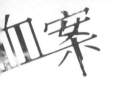

在當時，治療 ALL 的主要方法是化療與異體骨髓移植。化療藥物是一些對細胞有毒性的藥物，一般會影響細胞複製。因此化療藥物其實對所有細胞都有毒性，只不過癌細胞的複製速度較高，所以化療藥物對癌細胞的影響比起正常細胞大。但毛囊細胞、口腔及腸胃的黏膜細胞一樣有很高的複製率，所以它們是容易受化療藥物影響的正常細胞。因此接受化療的病人常有脫髮、口腔潰瘍、嘔吐等副作用。卡雷拉斯接受化療期間也同樣出現這些副作用。

至於骨髓移植則可以說是血液科醫生的最強武器，對於很多藥石無靈的血液科頑疾，醫生往往都需要用上骨髓移植。骨髓移植可以分為異體骨髓移植（allogeneic bone marrow transplantation）與自身骨髓移植（autologous bone marrow transplantation）兩種。顧名思義，異體骨髓移植中病人接受的骨髓來自別人。急性白血病一般會使用異體骨髓移植作治療。異體骨髓移植是一種「置之死地而後生」的療法，原理是以非常大劑量的化療藥物，把骨髓中的造血細胞都盡可能毀滅，再以其他人的造血幹細胞來取代病人原本的造血細胞，以回復正常造血功能。這療法還有一個額外的功能，就是捐贈者的免疫細胞可以攻擊殘餘的癌細胞，向苟延殘存的癌細胞發出最後一擊，這個現象叫做「移植物抗白血病效應」（graft-versus-leukaemia effect）。

　　值得一提的是，到了今天，治療 ALL 的技術已經進步了很多，病人可以選擇的方案也比以前多得多。例如標靶藥物伊馬替尼（imatinib）、雙特異性抗體藥物博納吐單抗（blinatumomab）及嵌合抗原受體 T 細胞（chimeric antigen receptor T-cell，簡稱 CAR-T）療法等。其中 CAR-T 療法是一種近乎科幻小說般的先進免疫療法，做法是以基因工程的方法改造病人自己的 T 細胞，令它們變成專門瞄著癌細胞攻擊的超級殺手。

卡雷拉斯的治療與康復之路

　　卡雷拉斯在確診後接受了化療及骨髓移植治療。他接受骨髓移植治療的地方是華盛頓大學的弗雷德哈欽森癌症研究中心（Fred Hutchinson Cancer Research Center）。這中心是骨髓移植治療技術的先驅，是世上最出色的骨髓移植中心。當時的臨床研究部主任是有「骨髓移植之父」之稱的湯馬士（Edward Donnall Thomas），湯馬士之後更於 1990 年因骨髓移植的研究而獲得諾貝爾生理學或醫學獎。

　　正如之前所講，在卡雷拉斯患病的年代，ALL（特別是成人）的死亡率非常高。不過經過一年多的治療後，卡雷拉斯卻非常幸運地康復了，並得以重回歌劇演唱界。卡雷拉斯本來很擔心自己的聲

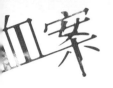

帶會在治療的過程中受損，於是他早就在浴室中偷偷試音練習，幸好治療並沒有影響他溫暖的聲線。

卡雷拉斯在患病期間得到了很多朋友的支持，例如經常與他合作的女高音卡巴耶就時常致電及探望他。另外，他與另外兩位著名男高音巴伐洛堤及杜鳴高的關係也增進了不少。他們本是競爭對手，平日有時會有歧見。但在他患病時，巴伐洛堤卻發了一封電報鼓勵他，說：「你一定會好起來的。否則我就沒有對手可一較長短了。」而杜鳴高除了經常寫信和打電話給他，也親自探望他。

身為白血病的康復者，卡雷拉斯自此很關注白血病病人的權益。1988 年，他成立了何塞·卡雷拉斯國際白血病基金會（José Carreras Leukaemia Foundation），贊助在西班牙、美國等地的白血病研究機構和醫院，以行動感謝他生病時曾對他伸出援手的人們。

1990 年，他與巴伐洛堤及杜鳴高在世界盃足球賽決賽前夕舉行了首場「三大男高音演唱會」，為卡雷拉斯的基金會募款。這演唱會也是慶祝卡雷拉斯成功治癒白血病，回到歌劇舞台。這是一場大型的古典音樂盛會，吸引了無數樂迷欣賞。自 1995 年起，卡雷拉斯每年都會在德國萊比錫為白血病患者舉行慈善音樂會。

　　1999 年，台灣發生了當地歷史上最嚴重的 921 大地震，卡雷拉斯到台灣參與 921 賑災演唱會。據了解，當時卡雷拉斯還特別降低了自己的酬勞，令贊助機構可以把更多資金用於台灣中部地區的重建工作。他說自己曾經戰勝癌症，所以希望可以透過音樂的力量，令其他人有「重生」的勇氣。

　　總之，卡雷拉斯不僅是歌劇演唱界的頂尖人物，他同時也象徵著堅持與奮鬥。他藉著歌聲與慈善，為樂迷帶來音樂的享受，也為病患帶來生命的希望與奮鬥的勇氣。

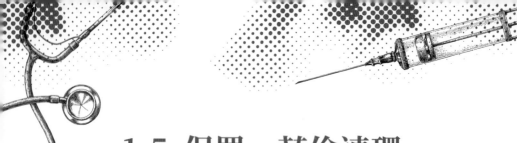

1.5 保羅・艾倫連環 不幸事件

提到微軟（Microsoft），人們首先想到的人一定是比爾・蓋茨（Bill Gates）。但其實與比爾・蓋茨共同創立微軟的還有另一位科技天才——保羅・艾倫（Paul Allen）。

艾倫是蓋茨的中學師兄，他們二人一同在西雅圖的著名私立學校湖濱中學（Lakeside School）讀書。他們同樣對電腦科技著迷，於是一見如故，並經常利用學校的微型電腦編寫程式。他們甚至潛入了華盛頓大學的實驗室，偷偷用那兒的電腦編寫程式。

艾倫之後成功考入華盛頓大學，但就讀兩年後就輟學並全身投入開發程式。他也說服了蓋茨一起輟學，共同創業。之後二人一同創立了微軟，合作無間，如果說蓋茨是行動者，那麼艾倫就是背後的謀士，負責出謀獻策。

1982年，艾倫被診斷出罹患何杰金氏淋巴癌（Hodgkin lymphoma），他因為健康問題離開了微軟。

　　艾倫辭去微軟的職務後，再度闖出一番事業，他成立了個人投資公司「Vulcan Capital」，在航太業、房地產、電影產業等領域上都有投資。除了商業投資外，他亦利用自己的財富改變世界，例如參與慈善、投資科學研究、推動保育及環保議題，甚至資助水下考古，挖掘第二次世界大戰期間沉沒的戰艦。

　　艾倫在商業上相當成功，但他的健康狀況卻是多災多難。上文提及他在1982年患上何杰金氏淋巴癌，雖然接受放射治療後康復了，但很不幸，痊癒20多年之後，他又再於2009年患上另一種淋巴癌——非何杰金氏淋巴癌（non-Hodgkin lymphoma）。他曾一度成功擊退病魔，無奈癌症在2018年復發，病情之後急速惡化，他最終不敵病魔，因淋巴癌引起的併發症過身，享年65歲。

淋巴癌是甚麼？

　　保羅・艾倫相當不幸，接連地患上兩種不同的淋巴癌。究竟奪去保羅・艾倫性命的淋巴癌是一種怎樣的疾病呢？

　　淋巴癌是一種淋巴系統的癌症。人類的身體有很完善的淋巴系統，負責免疫。淋巴系統是由淋巴結、淋巴管及不同淋巴器官所組成的網絡，淋巴球就是靠這個系統循環至各個器官和組織。當淋巴球在淋巴系統內不受控地增生，就會形成腫瘤。如果它們集中在淋

檔案一
血液癌症
與紅血球疾病

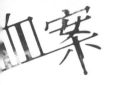

巴系統增生，我們就稱之為淋巴癌（lymphoma）或者淋巴瘤。

這些異常的淋巴球可以積聚在淋巴結內，導致淋巴結腫脹。癌細胞也可以積聚在肝臟或脾臟中，引起肝脾腫脹。淋巴癌細胞甚至可以入侵骨髓，影響病人造血功能，導致貧血、免疫力下降及容易流血。

根據世界衞生組織的病理分類，淋巴癌有幾十種。為淋巴癌分類是一門非常高深的學問，這工作一般都由專業的病理科醫生負責。他們會利用細胞形態（morphology）、免疫組織化學染色（immunohistochemical staining）、流式細胞技術（flow cytometry）、細胞遺傳學（cytogenetics）及分子遺傳學（molecular genetics）等不同的化驗技術為淋巴癌分類。

雖然病理科醫生主要在化驗室而非病房工作，病人甚少接觸到他們，但他們的工作其實非常重要。因為前線醫生必須依賴病理科醫生作出正確的診斷，才能為病人提供合適的治療。如果把前線醫生形容為關羽、張飛、趙雲等在《三國演義》中衝鋒陷陣的猛將，那麼病理科醫生就是諸葛亮，負責在幕後出謀獻策，兩者缺一不可。

言歸正傳，雖然淋巴癌有幾十種，但最基本來說，它可以分類為何杰金氏淋巴癌與非何杰金氏淋巴癌兩種。

從這分類方法可見，何杰金氏淋巴癌有一個特殊的地位。大家可能猜想或許是因為它比起其他的淋巴癌更為獨特，有特別與眾不同之處。不過事實是何杰金氏淋巴癌在分類上的特殊地位很大程度上只是源於歷史因素。何杰金氏淋巴癌是首種被發現的淋巴癌，在 1666 年由顯微解剖學的始祖意大利醫生馬爾皮吉（Marcello Malpighi）發現並記載首個案例。

不過在細胞形態上，何杰金氏淋巴癌倒有一個「威名遠播」的特徵——立德－史登堡氏細胞（Reed–Sternberg cells）。這種細胞有兩個細胞核，每個核都有一個大的核仁（nucleolus），大小相當於一個小淋巴球，就如有兩顆大眼睛。它們可以說是何杰金氏淋巴癌的記號，只要見到這種細胞，病理科醫生就可以馬上診斷出這疾病。

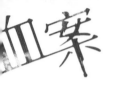

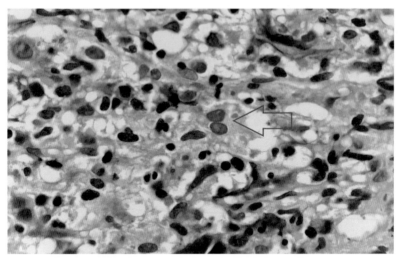

圖 1.5.1　何杰金氏淋巴癌病人的骨髓環鋸活檢片，箭頭標示著立德－史登堡氏細胞

　　何杰金氏淋巴癌的患者主要是 15 至 30 歲的青年或 50 歲以上較年長的人，以男性居多。艾倫確診何杰金氏淋巴癌時約 30 歲，屬於典型的患病年紀。

　　何杰金氏淋巴癌腫瘤大多集結在頸部的淋巴結，晚期的疾病可能會牽涉鄰近的淋巴結，包括腋下及胸腔等。

　　在治療方面，何杰金氏淋巴癌的傳統第一線療法是 ABVD 化療組合，包含了阿黴素（adrimycin）、博來黴素（bleomycin）、長春鹼（vinblastine）及達卡巴嗪（dacarbazine）。早期的患者

也可以考慮使用放射療法。除此之外,近來又出現了針對 CD30 抗原的標靶藥物貝倫妥單抗(brentuximab)及免疫檢查點抑制劑(immune checkpoint inhibitor)等新藥物可用以治療何杰金氏淋巴癌。

至於非何杰金氏淋巴癌,大約可以分為 B 細胞淋巴癌(B-cell lymphoma)、T 細胞淋巴癌(T-cell lymphoma)及 NK 細胞淋巴癌(NK-cell lymphoma)三大類,正是對應著 B 細胞、T 細胞及 NK 細胞這三種淋巴球。當 B 細胞、T 細胞或 NK 細胞異常增生,就會變成相對應的淋巴癌。但這只是一個極為粗略的分類方法,事實上就算同屬 B 細胞淋巴癌,癌症的臨床特性都可以完全不同,例如邊緣區淋巴癌(marginal zone lymphoma)是種低惡性的淋巴癌,病人可以完全沒有症狀,並且不需要接受治療,但伯奇氏淋巴癌(Burkitt lymphoma)卻是一種高度惡性的淋巴癌,而且癌細胞增長速度極高,亞洲的患者常出現腫瘤入侵腸臟的情況。

新聞資料似乎並沒有特別說明艾倫在 2009 年患上的是哪一種非何杰金氏淋巴癌,因此史丹福也無法作出更多的介紹。

檔案一
血液癌症
與紅血球疾病

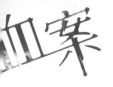

連環不幸的原因

淋巴癌其實並不是一個特別常見的癌症。根據香港癌症資料統計中心的資料,香港在 2019 年有 1,020 人確診非何杰金氏淋巴癌,它在十大常見癌症排名中剛好排第十,勉強稱得上是十大常見癌症。而何杰金氏淋巴癌則不入十大。

既然淋巴癌不算太常見(當然,也稱不上很罕見),那麼艾倫為何會接連患上兩種不同的淋巴癌呢?如果歸咎於單純運氣差似乎又不足以解釋。究竟有沒有更科學的方法可以解釋這個不尋常的現象呢?

首先,有一些遺傳性的疾病可以增加病人患上淋巴癌的風險,變相也增加了病人罹患兩種不同淋巴癌的機率。這些疾病包括某些 DNA 修復疾病(DNA repair disorder)及原發性免疫缺陷病(primary immunodeficiency disease)等。雖然艾倫似乎沒有符合的病徵,但我們也沒法完全排除這些可能性。

另外一個更重要的因素是艾倫在治療何杰金氏淋巴癌時曾接受過俗稱「電療」的放射治療。放射治療除了會殺死癌細胞外,也會破壞正常細胞的 DNA,可以算是一個「置之死地而後生」的治療策略。正常細胞的 DNA 受損後,演變成癌細胞的機率也會增加。

放射治療會增加病人患上血液癌症的風險，其中以急性骨髓性白血病（acute myeloid leukaemia，簡稱 AML）及骨髓異變綜合症（myelodysplastic syndrome，簡稱 MDS）最廣為人知。不過近期的研究顯示放射治療同樣會增加病人患上非何杰金氏淋巴癌的機率。一份在 2013 年刊登在《白血病及淋巴癌》（*Leukemia & Lymphoma*）期刊的研究報告顯示，曾因固體癌症（即是非血液癌症）而接受放射治療的病人將來患上非何杰金氏淋巴癌的風險比起一般大眾顯著較高。雖然這份研究報告針對的是因固體癌症而接受放射治療的病人，而非艾倫這類因何杰金氏淋巴癌而接受放射治療的病人，不過它仍然提供了有力的證據，顯示放射治療與非何杰金氏淋巴癌的關係。這也許解釋到為何艾倫會接連患上兩種不同的淋巴癌。

艾倫是一個樂於利用自己財富改進社會的人，他因淋巴癌過身實在令人相當惋惜。正如蓋茨在悼念文章中所說：「保羅應當活得更久一些，他一定會充分利用那些多出來的時間。」

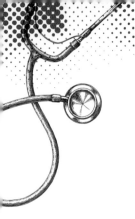

1.6 「薩根病」

卡爾・薩根（Carl Sagan）是著名的天文學家及科普作家。薩根曾在康奈爾大學擔任天文學教授，在那裡領導行星科學實驗室。他的學術貢獻甚多，包括金星表面高溫的研究，並提出金星表面高溫可以是來自溫室效應；提出土衛六表面有液態有機物和木衛二地下有海洋的猜想；提出火星表面的顏色變化是來自沙塵暴等。

但薩根並不是一位困在象牙塔中的學者，他積極地進行科普工作，把科學的知識傳遞給大眾，例如他在 1980 年製作主持的科學節目《宇宙：個人遊記》（*Cosmos: A Personal Voyage*）先後在六十多個國家播出，超過 5 億人觀賞，是當時美國公共電視台上收視率最高的系列節目。更令人津津樂道的是他寫的科幻小說《超時空接觸》（*Contact*）被改編成電影，成了科幻電影的經典。

令人遺憾的是，《超時空接觸》電影還未正式上映，薩根就因一個可怕的血液疾病——骨髓異變綜合症（myelodysplastic syndrome，簡稱 MDS）而離世，無緣看到自己精彩的作品登上大銀幕。

無人認識的疾病

薩根因骨髓異變綜合症過身，但大眾似乎對這個疾病不甚認識。翻看薩根過身時的新聞報道，主播們分別報道薩根死於「一種可引起癌症的罕見血液病」（a rare blood disorder that led to cancer）、「一種血液疾病」（a blood disease）、「一種骨髓疾病」（a bone marrow disease），甚至是「骨癌」（bone cancer），沒有新聞報道直接提及骨髓異變綜合症這疾病。值得留意的是，骨髓異變綜合症的確是血液疾病及骨髓疾病，但並不是骨癌。

薩根一生都在推廣科學，相信他也希望大眾可以更加科學地了解他患上的疾病。究竟奪去薩根性命的骨髓異變綜合症是甚麼疾病呢？

甚麼是骨髓異變綜合症？

骨髓異變綜合症是一種血液癌症，最主要的特徵是骨髓的造血細胞變得畸形。這些發育不良的細胞不能夠正常地造血，因此病人會出現貧血、感染及流血等病徵。亦有人視它為一種急性白血病的前期，因為假以時日，骨髓異變綜合症都會演化為急性白血病。

檔案一
血液癌症
與紅血球疾病

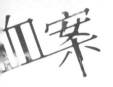

骨髓異變綜合症中的畸形造血細胞究竟如何畸形呢？且讓我們看看下方的抹片。

正常的嗜中性白血球（neutrophil）細胞質有粉橙色的顆粒（圖1.6.1），骨髓異變綜合症病人的嗜中性白血球細胞質卻是暗淡無色，粉橙色顆粒蕩然無存（圖1.6.2）。另外，正常嗜中性白血球的細胞核分開成數塊葉，中間由幼絲般的細胞核物質連起來，骨髓異變綜合症病人的嗜中性白血球卻似乎有點「發育不良」，細胞核沒有分開成葉。

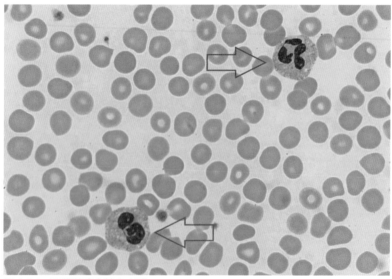

圖 1.6.1　正常的嗜中性白血球

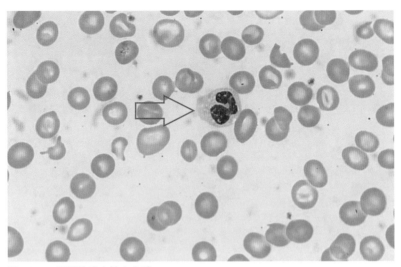

圖 1.6.2　異變的嗜中性白血球

　　再來看看後頁的巨核細胞（megakryocyte）。正常巨核細胞的細胞核非常巨大，且呈分葉狀（圖1.6.3）。然而，骨髓異變綜合症病人的畸形巨核細胞卻擁有又小又沒有分葉狀的細胞核（圖1.6.4），亦有些細胞擁有分裂開的細胞核，不過樣子非常奇怪。

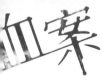

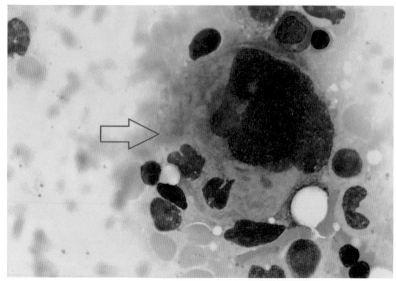

圖 1.6.3　正常的巨核細胞

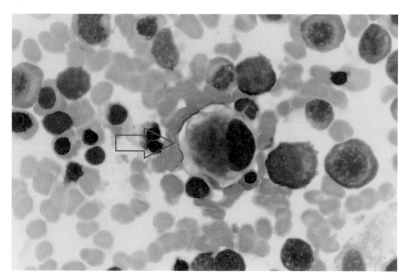

圖 1.6.4　異變的巨核細胞

　　骨髓異變綜合症的成因與基因有密切的關係。約有一半的骨髓異變綜合症病人有細胞遺傳學（cytogenetics）的異常。正常人類細胞有 46 條染色體，但骨髓異變綜合症的癌細胞卻有各式各樣的奇怪染色體變異，如 -5（即少了一條第 5 號染色體）；-7（即少了一條第 7 號染色體）；+8（即多了一條第 8 號染色體）；del（5q），即第 5 號染色體缺少了 q 臂 [1]；del（7q），即第 7 號染色體缺少了 q 臂。

　　以下圖的染色體核型圖（karyogram）為例子，大家可見到右邊的第 5 號染色體明顯較左邊的短，它的下面似乎少了些物質，這是因為它缺少了 q 臂。

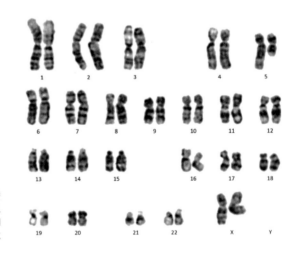

圖 1.6.5　骨髓異變綜合症患者的染色體核型圖顯示了 del（5q）的染色體變化

---

[1]　染色體有兩條臂，p 臂及 q 臂。其中 p 臂是較短的臂，q 臂是較長的臂。習慣上，細胞遺傳學的分析圖會把染色體的 p 臂放在上方，q 臂放在下方。

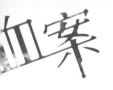

隨著科學的發展，科學家運用了新的次世代定序（next generation sequencing）方法做研究，並發現即使染色體正常的骨髓異變綜合症癌細胞，其實都有很多各式各樣的基因變異。

在治療方面，除了輸血等輔助療法外，阿扎胞苷（azacitidine）等去甲基化藥物（hypomethylating agents）亦是重要的療法。有別於傳統化療藥物，去甲基化藥物不會直接毒殺癌細胞，而是依靠改變基因的表現抑制癌細胞。我們身體有不同的機制控制基因的活躍性，把它打開或關掉，其中一個方法是透過DNA甲基化（methylation）。去甲基化藥物可以抑制一種幫助DNA甲基化的酶，引起「低甲基化」（hypomethylation）的現象，令基因活化，幫助異常細胞回復正常運作。以阿扎胞苷為例，它是一種皮下注射藥物，此藥可以幫助約四成多的病人減少輸血需求，也可以有效減慢MDS轉化成急性白血病的時間。

不幸的是，薩根於1990年代患上骨髓異變綜合症，當時並未有去甲基化藥物這種新藥。當年最有效的治療方法是異體骨髓移植（allogeneic bone marrow transplantation）。薩根在華盛頓大學弗雷德哈欽森癌症研究中心（Fred Hutchinson Cancer Research Center）進行骨髓移植。直至1990年代，該中心每年進行約350次骨髓移植，成功率已達70%至80%。

可惜的是，這個全球最佳的骨髓移植中心也不能治好薩根的疾病，他最終因骨髓異變綜合症併發的肺炎在 1996 年過身，享年 62 歲。

病理學家奧斯曼（Ed Uthman）曾經說過他覺得應該稱骨髓異變綜合症為「薩根病」。一來可以紀念這位科學偉人，二來亦有助大眾了解這種非常重要的血液疾病。始終「骨髓異變綜合症」這名稱的確很繞口，很難廣泛流傳。

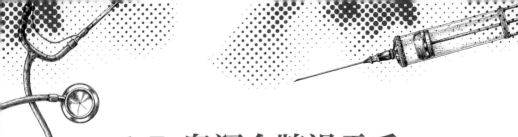

1.7 奧運金牌滑雪手曼泰蘭塔有作弊嗎？

曼泰蘭塔（Eero Antero Mäntyranta）是史上最成功的滑雪運動員之一，他共參與過四屆冬季奧運會（1960–1972），並贏得了三枚金牌、兩枚銀牌及兩枚銅牌。

有趣的是，曼泰蘭塔的血液報告顯示他的紅血球增多，而且血紅蛋白濃度長期都維持高於 20g/dL 的水平，比一般男性的水平要高。如此高的血紅蛋白水平令他的血液載氧量高很多，肌肉可以更易獲得氧氣，對進行耐力運動有極大的優勢。

曼泰蘭塔的血液檢測結果令很多人質疑他服用藥物提升運動水平，直至科學家在他退役近 20 年後才能正式為他平反。科學家發現他血液異常的真正原因並非藥物，而是一種新發現的疾病。

紅血球增多的原因

介紹曼泰蘭塔的疾病前，我們先重溫一下身體控制紅血球數量的機制及紅血球增多的原因。

我們的身體很聰明，懂得改變紅血球數量以適應不同的氧氣量。例如住在高海拔地區的人會有更高的紅血球數量以應付稀薄的空氣，彌補身體組織缺氧的情況。這個反應是透過紅血球生成素（erythropoietin）產生的。腎臟中的細胞可以偵測氧氣量，當這些細胞偵測到氧氣供應減少時，便會合成紅血球生成素。紅血球生成素是一種刺激骨髓製造紅血球的賀爾蒙，它會與紅血球先驅細胞（erythroid receptor）上的紅血球生成素受體（erythropoietin receptor）結合，激活 JAK2 蛋白酶，活化下游基因，並進一步影響細胞的生長。

基於這個聰明的補償機制，所有令身體缺氧的情況都可以促使腎臟增加分泌紅血球生成素，從而增高紅血球數量，例如慢性肺病、先天性發紺性心臟病（congenital cyanotic heart disease）、睡眠窒息症（obstructive sleep apnoea）、一氧化碳中毒，甚至是吸煙，或者在高海拔地區生活。

值得留意的是，偵測身體缺氧情況的「探測器」位於腎臟，所以即使身體沒有出現缺氧，假如腎臟的血液供應因腎動脈狹窄（renal artery stenosis）減少，一樣會觸發到增加紅血球的機制。

檔案一

血液癌症
與紅血球疾病

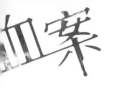

除此之外，腎腫瘤、肝腫瘤及某些罕見腫瘤，可以不受控地自發分泌紅血球生成素，這也是一個紅血球增加的病理機制。

另一個重要的紅血球增加原因是一種由造血細胞 JAK2 基因突變引起的骨髓增生性腫瘤（myeloproliferative neoplasm）——真性紅血球增多症（polycythaemia vera）。

改變醫學史的運動員

我們回到曼泰蘭塔的個案。科學家為曼泰蘭塔的家人也進行了測試，發現他的家族中橫跨了共五代，超過 30 人都受到紅血球增多的影響。這顯然是一個遺傳性的問題。研究團隊進一步為他們進行基因檢查，發現他們都有 EPOR 基因的激活突變。EPOR 是負責製造紅血球生成素受體的基因。突變令紅血球生成素受體不受紅血球生成素所控制，自行激活，紅色球因此可以隨意自己增生。

這是醫學史上首次發現由 EPOR 基因突變引起的紅血球增多症。因此曼泰蘭塔除了在體壇有很高的地位，他對醫學界亦有很大的貢獻。他與其家族加深了我們對 EPOR 基因與紅血球增多症的認識。這個基因突變所引起的疾病後來被稱為原發家族及先天性紅血球增多症（primary familial and congenital polycythemia，簡稱 PFCP）。

曼泰蘭塔這個基因突變似乎是運動員夢寐以求的，但它又是否真的如此美好？其實我們的血管就像水管，用來運輸普通水的時候很暢通，但如果水裡面加入了各式各樣的垃圾雜物，水管就會很易閉塞。同樣道理，血中的紅血球太多會令血液變得黏稠，使血流變慢，增加血管栓塞，如中風、心臟血管閉塞、腳深層靜脈栓塞等風險。其他病徵還包括臉紅、頭痛、頭暈、流血、痕癢等。

以曼泰蘭塔為例，有記者曾形容他的臉總是異常的紅。他在29歲時得過腦枕葉出血（occipital haemorrhage），並在76歲時因心臟血管閉塞引起的心臟梗塞過身。

到現時為止，醫學界仍沒有太多的證據提出如何最好地處理PFCP病人。不過由於病人大多都沒有病徵，所以不需要治療。根據英國血液學學會（British Society for Haematology）於2018年發出的指引，先天性紅血球增多症的病人應考慮接受低劑量的亞士匹靈（aspirin）以減低血栓的風險。出現病徵的話就應接受放血術治療，把血比容（haematocrit）降至0.52或以下。

曼泰蘭塔無疑是位非常出色的運動員，他的個案又啟發到醫學界對紅血球增多症有全新的認識，令他一生的傳奇更添色彩。

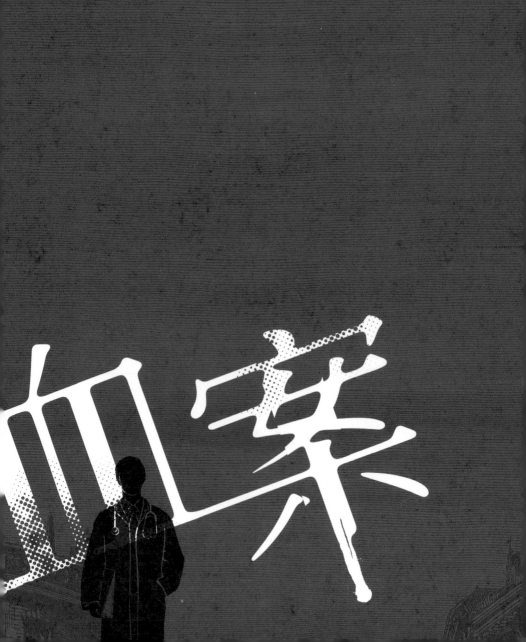

流血與血栓

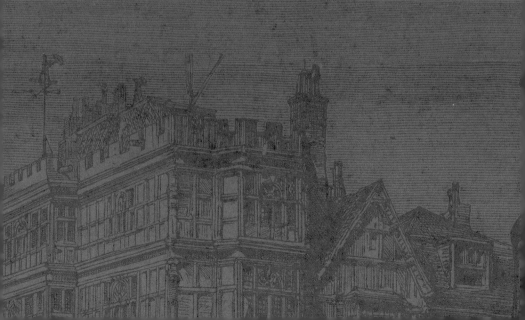

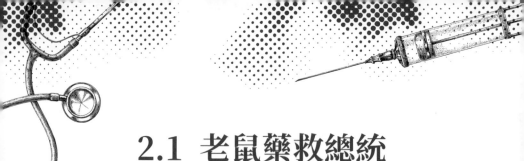

2.1 老鼠藥救總統

　　看過電影《雷霆救兵》的朋友必定會對片頭子彈橫飛、血肉模糊的搶灘登陸作戰片段印象深刻。電影描繪的是第二次世界大戰中的諾曼第登陸戰，那是人類戰爭史上最大型的兩棲登陸戰，盟軍共動員了 156 萬兵員、5 千艘船艦和 5 萬輛坦克與卡車進行作戰計劃。要統籌如此複雜的作戰計劃，必須要有極強的軍事領導能力。而這計劃的最高指揮就是艾森豪（Dwight David Eisenhower）。

　　艾森豪於 1942 年晉任少將，並獲任命為同盟國「歐洲戰區司令」。他首先成功執行登陸北非的火炬行動，協助盟軍在非洲擊敗德軍其中一名最出色的將軍——有「沙漠之狐」之稱的隆美爾（Erwin Rommel）將軍。1944 年艾森豪威爾被任命為盟軍最高統帥並升任為五星上將，成了美國軍事史上僅有的九位五星上將之一。

　　在諾曼第登陸戰中，艾森豪將其才幹表現得淋漓盡致。他登陸之前用了多個方案擾亂德國，令德國誤以為盟軍會在加萊而不是諾曼第登陸。登陸當天，天氣突然變壞，整個西歐風狂雨驟，令空軍與海軍都難以執行任務，艾森豪卻指揮若定，把握雲層消散、雨勢

減弱的時間，當機立斷地發出登陸命令，最終令這個史上最大規模的兩棲登陸戰得以成功。

第二次世界大戰之後，艾森豪更上一層樓，參與了總統大選，最後更成功當選，成為美國第 34 任總統。

病危的總統

不過在 1955 年，艾森豪在任總統時患上急性心肌梗塞（acute myocardial infarction），即俗稱的「心臟病發」。當年美國人對急性心肌梗塞的認識不多，這對他們來說是種可怕的神秘疾病。須知道，當年的醫療技術遠不及今天，急性心肌梗塞病人入院後的死亡率高達 30% 至 40%。美國的人民對此自然感到非常恐慌，很擔心美國將會失去這位非常受人民愛戴的總統。美國人民的恐慌甚至在股票市場中反映了出來，美國在第二次世界大戰之後本來經歷了近七年的大牛市，但自從艾森豪患病的消息公布之後，道瓊工業平均指數在一天內下跌了 6%，大約等於 140 億美元，這是自二次大戰之後最大的單日跌幅。

急性心肌梗塞的成因是心臟組織提供血液的冠狀動脈（coronary artery）內有血凝塊形成，影響了心臟的供血，令心肌缺氧甚至壞死。急性心肌梗塞最常見的病徵是胸部中央出現重擠

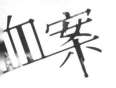

壓性疼痛，有人會形容為「像被大象壓在胸口似的」。因為身體的神經線無法準確為內臟性疼痛定位，會錯誤以為痛的感覺來自其他地方，所以也會有疼痛從胸部轉移至頸部及手臂等位置的錯覺。吸煙、高血壓、高血脂、缺乏運動、肥胖等都是心臟病的風險因素。艾森豪是個愛煙之人，每天都要吸四包煙，這也許是他患上心臟病的其中一個原因。

艾森豪病發時正在丹佛（Denver）打高爾夫球。起初，他以為自己只是吃漢堡包吃得太多而出現「消化不良」，於是回到屋子內休息。直到凌晨二時，他最終因劇烈的胸部疼痛而醒來，他的妻子於是叫了艾森豪的私家醫生前來做檢查。醫生似乎也認為艾森豪只是患有消化系統的毛病，於是為艾森豪開了嗎啡（morphine）止痛，卻沒有進一步做其他心臟檢查，最終延誤了診斷。艾森豪在第二天下午一時才接受心電圖的檢查，結果顯示他有廣泛的前方心肌梗塞（anterior myocardial infarction）。艾森豪立即被送往菲茨西蒙斯陸軍醫療中心（Fitzsimons Army Medical Center）接受治療，但此時距離艾森豪病發的時間已近十小時。

醫生馬上處方了當年僅有用於治療急性心肌梗塞的藥物，包括嗎啡（用於止痛及擴張靜脈血管，減少心臟負荷）、罌粟鹼（papaverine，一種末稍血管擴張劑）、阿托品（atropine，當年被用於預防心律不正）及肝素（heparin，抗凝血藥）。值得留

意的是，醫生同時還處方了華法林（warfarin），這在當時是一種很新的藥物，而且原本是用來做老鼠藥的。

老鼠藥的華麗轉身

華法林的發現與一宗神秘事件有關。話說在1920年代，美國北部與加拿大牧場的牛隻突然出現奇怪的流血症狀，大批牛隻流血至死。加拿大的獸醫病理學家斯科菲爾德（Frank Schofield）嘗試找出事件的元兇，他留意到當年的天氣異常溫暖，令到餵飼牛隻的牧草發霉，於是推測牛隻流血的是因為那些發霉的草木樨（sweet clover）牧草所致。他之後更以兔子做實驗來證明這個猜想。斯科菲爾德分別把新鮮與發霉的牧草餵給健康的兔子，結果吃了新鮮牧草的兔子平安無事，吃了發霉牧草的兔子卻血流不止。

1940年，美國威斯康辛大學的化學家林克（Karl Paul Link）進一步進行化學分析，並成功分離出令到動物出血的化學物質。林克發現草木樨中含有一種單體的香豆素分子（coumarin），發霉可以把令兩個香豆素分子結合，成為雙香豆素（dicoumarin）。雙香豆素就是令動物出血的元兇。

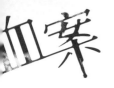

　　雙香豆素有如此神奇的藥理作用，自然會被人應用為藥物。雙香豆素最先被用作「老鼠藥」，成效顯著，老鼠吃掉後很容易就會流血至死。

　　林克在1948年改良了雙香豆素的化學結構，令其藥效更加顯著。由於資助林克進行研究的威斯康辛校友研究基金會（Wisconsin Alumni Research Foundation）簡稱 WARF，林克就以 WARF 配上了香豆素 coumarin 的尾部的 -arin，把新藥命名為 warfarin，即華法林。

　　華法林本是種殺鼠良藥，想不到一件戲劇性的事件卻令它搖身一變成為了救命的藥物。當時有一名美國士兵嘗試服用「老鼠藥」自殺，卻被醫生用維生素 K 救回，於是研究人員想到如果控制恰當，華法林的抗凝血特性應該也可以用在患有血栓的病人身上。經過一連串的臨床研究，華法林最終在1954年獲准在人體使用。

揚名立萬

　　華法林在1954年才剛被獲准在人體使用，1955年就用於患上急性心肌梗塞的艾森豪身上。這其實是一個非常大膽的嘗試，因為當時醫生其實尚未完全了解這種新藥物的特性。

那艾森豪的下場如何呢？

艾森豪的醫療團隊邀請了麻省總醫院（Massachusetts General Hospital）的心臟科醫生懷特（Paul Dudley White）治理艾森豪。懷特是當時美國最有名氣的明星級心臟科醫生，並在心臟科的領域有很多卓越的貢獻，例如熟悉心臟科的朋友可能會聽過沃夫—柏金遜—懷特綜合症（Wolff－Parkinson－White syndrome）這種可以引起心律不正的心臟電傳導系統疾病，而懷特正是這疾病的發現者之一。

在懷特醫生與醫療團隊的治理下，艾森豪在醫院休養了近六星期後便可以出院。華法林一戰成名，成功救治了患有急性心肌梗塞的艾森豪總統。這種藥物自此聲名大噪，威名遠播，也令醫生與病人更容易接受華法林這種原本用來殺老鼠的毒藥。

另外值得一提的是，在艾森豪住院的六星期間，他的政治團隊決定以公開透明的方法，盡量把所有有關艾森豪的醫學狀況都告訴公眾，以減少公眾的恐慌情緒。這事件成了政府公關的重要案例。另外，懷特除了醫術高明，他的科學溝通技巧也很高，可以利用簡單的語言把複雜的醫學概念解釋給大眾。在艾森豪住醫期間，懷特經常向大眾解釋心臟病的成因與風險因素，也教導他們多做運動及減少吸煙可以降低患上急性心肌梗塞的風險。大家可能覺得這些是

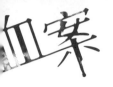

現今連小學生都知道的常識，但在當年，大眾都不知道這些概念。懷特的解說成了一個良好的醫學普及範例。

1956 年，艾森豪再度參選總統，競逐連任。由於艾森豪的民望極高，他接近毫無阻滯地再次當選成為總統，該次選舉也成了美國史上選情最一面倒的總統選舉之一。在他的第二屆任期中，艾森豪再因病入院，這次他患上輕微的中風。自此之後，艾森豪變得非常注重健康，勤做運動，只是依然戒不到吸煙的習慣。

之後，艾森豪繼續飽受心血管疾病的困擾。一般相信，他在 1955 年之後共經歷了七次急性心肌梗塞。最終在 1969 年死於心臟衰竭，享年 78 歲。

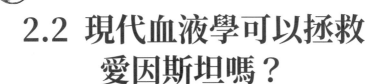

2.2 現代血液學可以拯救
愛因斯坦嗎？

阿爾伯特‧愛因斯坦（Albert Einstein）向來是天才的象徵，他的名氣不僅深入科學界，基本上每個平民百姓都一定聽過他的大名。1905 年，愛因斯坦 26 歲時發表了五篇里程碑式的論文，這五篇論文的內容覆蓋了光電效應、布朗運動與狹義相對論等幾個重要的物理學領域。很多科學家窮一生之力都未必可以發表到一篇震撼物理學界的文章，愛因斯坦卻在一年內發表了五篇，實在強得可怕。有人因此把 1905 年稱為「奇蹟年」。十年後，愛因斯坦又提出了更顛覆常人想像的廣義相對論，完全扭轉了我們對重力、時間與空間的理解。

愛因斯坦的誤診

愛因斯坦在物理學界赫赫有名，但原來他的名字亦在醫學界中留有一席位。愛因斯坦早在過身前七年發現患有腹主動脈瘤（abdominal aortic aneurysm）。腹主動脈瘤是血管壁的病變，受影響的部分較為薄弱，因而可能像氣球般脹起，假若破裂會出現嚴重的內出血及休克，不及時做手術的話死亡率接近 100%。

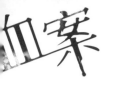

即使及時做手術，死亡率也是非常之高。一個法國團隊在 2015 年進行的研究顯示，腹腔動脈瘤破裂的患者進行開腹手術修補及血管腔內主動脈瘤修補（endovascular aneurysm repair）後，30 天內死亡的機率分別是 25.0% 及 18.0%。

一般的腹腔動脈瘤破裂病人會有腹痛、背痛或肚脹的症狀。愛因斯坦臨終前卻出現類似急性膽囊炎（acute cholecystitis）的上右腹部絞痛病徵。主診醫生發現他右上腹有按壓疼痛，這情況在深呼吸時特別明顯，這是膽囊炎典型的臨床表徵。醫生於是懷疑愛因斯坦患上急性膽囊炎。醫生本來建議愛因斯坦進行開腹手術，但愛因斯坦拒絕了醫生的建議，不願意做手術。愛因斯坦過身後，醫生為他解剖，發現他有個巨大的腹腔動脈瘤，但他的膽囊卻是正常的，原來他上右腹部絞痛的症狀是由於腹腔動脈瘤破裂而不是急性膽囊炎所引起的。自此，醫學界便把這種恍似急性膽囊炎的腹腔主動脈瘤破裂症狀稱為愛因斯坦體徵（Einstein sign）。

大量出血的處理

雖然腹腔動脈瘤破裂的患者必須接受手術修補，但只做外科手術並不能為病人帶來最理想的效果。因為治療因腹腔動脈瘤破裂而嚴重出血的病人時，輸血等支援性的治療同樣必不可少。

如果愛因斯坦生於現在，醫生又會怎樣以輸血及其他藥物去幫助這位因腹腔主動脈瘤破裂而大量出血的天才呢？近年，醫學界對「大量出血」（massive blood loss）這概念有了更深入的了解，並認識到可以怎樣透過輸血及利用血液學的手段改善大量出血病人的存活率。

英國血液學標準委員會（British Committee for Standards in Haematology，簡稱 BCSH）的指引把大量出血定義為 24 小時內失去一個血容量（blood volume，即體內血液的總容量），3 小時內失去 50% 的血容量或失血超過 150 毫升每小時。

一旦出現大量出血，情況很容易變得一發不可收拾，止血非常困難。這是因為身體在止血的過程中會消耗大量的血小板及凝血因子，令病人體內缺乏血小板和凝血因子，因而干擾止血系統，令出血的情況百上加斤。

為了應付大量出血的情況，不少醫院都會制定一個「大量輸血方案」（massive transfusion protocol）。這方案把輸血使用的血液成份數量、種類及比例都標準化，確保病人可以在第一時間領取到固定比例的血液成份（一般紅血球：血小板：血漿的比例是 1:1:1），令領血過程可以一氣呵成，臨床醫生也可以更無後顧之憂地專注處理病人的出血。

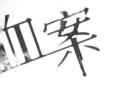

根據英國血液學標準委員會的指引，醫生應持續地監察病人的血小板數量、凝血指數（凝血酶原時間〔prothrombin time，簡稱 PT〕及活化部分凝血酶原時間〔activated partial thromboplastin time，簡稱 APTT〕）及纖維蛋白原（fibrinogen）量，並以血小板、血漿及冷凍沉澱品（cryoprecipitate）等的血液成份去維持血小板高於 50 x 10⁹/L，PT 及 APTT 低於正常的 1.5 倍及纖維蛋白原量高於 1.5 g/L。近年更出現了一種名為黏彈性止血檢測（viscoelastic haemastatic assay）的新型檢查，可以更快及更全面地量度病人的止血情況，不少醫生都會把這種檢查用於監察大量失血的病人。

另外，紅血球以冷凍的方式保存，大量輸血有可能令病人出現低溫。血液成份又常利用檸檬酸鹽（citrate）儲存，大量輸血可令病人出現檸檬酸鹽中毒，檸檬酸鹽更可能會螯合鈣離子引起低血鈣（hypocalcaemia）。低溫及低血鈣都可進一步加劇凝血的問題，令出血問題雪上加霜。因此，利用血液保暖器（blood warmer）為病人輸血及為病人適當地補充鈣質都是處理大量出血時必不可少的一環。

最後，氨甲環酸（tranaxaemic acid）可以抑制纖維蛋白溶解（fibrinolysis），幫助止血，所以這藥物也常用於處理大量失血的病人。

愛因斯坦是人類史上其中一位最偉大的科學家,如果當年他腹腔動脈瘤破裂時可以及早進行手術修復血管,並配以現代的血液學技術應付大量失血,其存活機率一定會大大提升,說不定他可以在晚年再度提出突破性的物理理論,促進物理學大幅向前邁進。

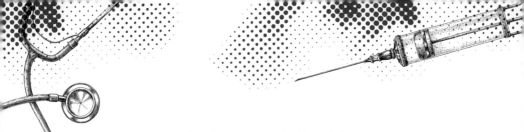

2.3 孫中山最後的日子

孫中山是中國近代史上最重要的偉人之一，他發動多次革命，最終推翻滿清，建立了中華民國，後人尊稱他為「國父」。

奈何這位偉大的革命家英年早逝，年僅58歲便因病離世，令人相當可惜。有不少史學家推測，如果孫中山多活些時間，中國歷史可能會沿著完全不同的路徑發展。不如我們就在此回顧一下孫中山生前最後日子裡所發生的事。

由病發至病逝

1924年10月下旬，軍閥馮玉祥發動政變。馮玉祥之後邀請孫中山北上商討國事。12月，孫中山開始出現發燒與腹痛的症狀，負責診治的醫生最初當作感冒醫治，但孫中山的病情並沒有改善。為了進一步確診，北京協和醫院的醫生們建議透過開腹手術探查病情，孫中山最初沒有答應。但到了翌年的1月20日，他的脈搏出現異常，眼白發黃，並且不能進食。醫生斷定孫中山必須接受手術，手術在1月26日於協和醫院進行。醫生打開孫中山的腹部後，發現癌症徵狀，而且已有擴散跡象，腹腔內的器官都黏連在一

起，已經不可能切除腫瘤。當時醫生診斷為肝癌。

由於孫中山的癌症已到晚期，外科手術已經無能為力。孫中山之後又嘗試接受放射治療與中藥治療，期間曾經腹瀉不止，排出黑色的糞便。之後他的病情繼續惡化，最終不敵病魔，於 1925 年 3 月 12 日離世。

孫中山的驗屍解剖報告

由於孫中山生前被診斷患有肝癌，因此大眾一般都認為肝癌是他的死因。史丹福在醫學院學醫時，教授都是這樣告訴我的。但近年的新資料顯示，原來大家一直都搞錯了。

美國俄亥俄州立大學病理學教授巴特（Rolf F. Barth）於 2016 年中到訪廣州，參觀了中山紀念堂的孫中山生平事跡展。也許是「職業病」的關係，身為病理學家的他總對解剖報告特別感興趣。巴特發現展覽中的其中一項展品是一張字跡模糊的碳印驗屍解剖報告，是由當時協和醫院的病理部主管卡什（James R. Cash）所撰寫。裡面寫著孫中山的死因竟是膽囊腺癌（adenocarcinoma of the gallbladder），而且腫瘤已擴散至肝、肺等其他器官。巴特把他的發現寫成文章，並刊登了在《中國癌症期刊》（*Chinese Journal of Cancer*）中。隨著這篇文章的

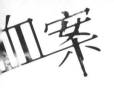

刊登，媒體都陸續報道這消息。孫中山過身近 90 年後，大眾才慢慢弄清他的真正死因。

再翻查一下文獻，發現原來早在 1999 年 1 月在台北舉行的「第二屆孫中山與現代中國學術研討會」中，宗淑杰所發表的文章〈孫中山先生與北京協和醫院〉就已經提過這一點。不過這篇文章並沒有在互聯網上公開，因此留意的人並不多。

為甚麼大眾一直以為孫中山是死於肝癌呢？這可能是因為他生前被診斷出患有肝癌，那是從開腹手術得出來的診斷，並沒有經過詳盡的病理學分析就很快地出現在各報章及傳播媒體中，孫中山患肝癌的資訊因而深入了民心。另外，孫中山的驗屍解剖報告並不常展出，協和醫院方面也曾以「涉及偉人的保密問題」為由不允許籌辦展覽的工作人員複印報告，因此隔了這麼多年才有學者發現報告上的死因與大眾的認知不同。

黑色糞便

之前提及，孫中山死前曾有排出黑色糞便的病歷。這是個很引人注意的病徵。有接受過醫護訓練的朋友都知道，排黑便（melena）是一個很危險的信號，代表上消化道出血，常見的原因包括胃潰瘍（gastric ulcer）、十二指腸潰瘍（duodenal ulcer)、食道靜脈曲張（esophageal varices）、上消化道系統的癌症等。

黑便在醫學上又叫做焦油糞便（tarry stool），黑色的程度有如芝麻糊一樣，而且帶有難聞的腥臭味。黑便形成的原因是紅血球流進消化道，經過胃液及消化液的消化之後，釋放出其含有鐵質的成份，這成份帶深黑色，並有獨特的腥臭味。

那孫中山的膽囊腺癌為何會引起黑便呢？首先，膽囊與膽管相連，膽管又通向十二指腸，所以膽囊腫瘤出血會令血液進入上消化道，導致上消化道出血。

但還有一點值得注意。孫中山臨終前有眼白發黃的情況，醫學上稱之為黃疸（jaundice），代表他體內的膽紅素（bilirubin）過高。黃疸是膽囊腺癌及其他肝膽胰腫瘤的常見病徵，因為這些腫瘤會壓著膽管，引起膽管閉塞，令含有膽紅素的膽汁無法經膽管排出，於是血液內的膽紅素就會增高。

阻塞性黃疸的病人本身就容易有凝血問題，因為膽汁含有幫助消化脂肪的膽鹽，如果膽汁沒法排到腸道中，脂溶性的維生素 K 就會無法被有效吸收，引起維生素 K 缺乏症。維生素 K 負責合成凝血因子 II、VII、IX 及 X，其缺乏症會影響凝血，增加病人出血的風險。因此孫中山當年可能因為膽管閉塞而出現維生素 K 缺乏

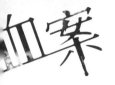

症，令他的凝血功能變差，當消化道有出血的情況時，也會比常人更難止血，導致黑便的症狀。

維生素 K 在 1929 年才被丹麥生化學家亨利克‧達姆（Carl Peter Henrik Dam）發現（他在 1943 年獲得諾貝爾生理學或醫學獎）。孫中山患病的時候，還未有人知道維生素 K 的存在。現今，患有癌症相關阻塞性黃疸的病人都會定期接受凝血檢查，並在需要的時候接受靜脈注射以補充缺乏的維生素 K，改善凝血功能，預防出血。

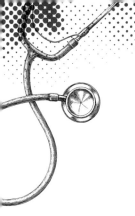

2.4 蛇與美人

有「埃及妖后」之稱的克麗奧佩托拉七世（Cleopatra VII Philopator）是古埃及托勒密王朝的末代君主。她是歷史上最具傳奇性的女王之一。傳說中她有著沉魚落雁的美貌、機智聰明的腦袋，更深明收服男人之術。她生於埃及最風雨飄搖的年代，當時國家內憂外患，氣數已盡。「埃及妖后」卻憑著其高超的「收兵之術」，一「收」就「收」了兩位一代梟雄──羅馬帝國的凱撒（Gaius Julius Caesar）與安東尼（Marcus Antonius），把他們收為裙下之臣。在兩位羅馬英雄的幫助下，本來氣數已盡的國家得以苟延殘喘多一會兒。

克麗奧佩托拉七世究竟有甚麼板斧可令男人拜倒在其石榴裙下呢？她第一次與凱撒見面時，全裸地把自己捲入絨毯中，再送給凱撒當禮物。大家可以想像到畫面是多麼的香艷。難怪凱撒會按捺不住，被「埃及妖后」俘虜了他的心，果然是「英雄難過美人關」。

人們總是對英雄、江山、美人的故事充滿興趣，對英雄難過美人關的故事更是樂此不疲，但像埃及艷后這樣靠美貌「收兵」，而且一收就收到兩名絕世梟雄的美人，歷史上確實不多見。

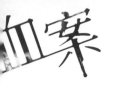

然而，克麗奧佩托拉七世的下場卻相當悲慘。雖然有安東尼的保護，但之後安東尼與另一名羅馬將領屋大維（Gaius Octavius Thurinus，即後來的奧古斯都大帝）開戰時戰敗了。當屋大維進攻埃及時，克麗奧佩托拉七世本嘗試重施故技，色誘屋大維，想不到屋大維竟然沒被引誘。「埃及妖后」最後選擇在宮殿自殺，結束自己傳奇的一生。

「埃及妖后」的死法眾說紛紜，其中一個最具戲劇性也最深入民心的說法是她命人用果籃藏著毒蛇送到自己的宮殿，再讓毒蛇咬死自己。其他說法包括服食毒藥及用針刺死自己，不過我們暫且集中討論被毒蛇咬死這個最傳奇的說法吧。

毒蛇怎樣殺死「埃及妖后」？

世上有近 600 多種毒蛇，牠們的毒性都不盡相同。因此要弄清楚「埃及妖后」的死因，我們必須要知道咬死她的是哪個品種的蛇。最常見的說法是埃及眼鏡蛇（Egyptian cobra）。

埃及眼鏡蛇的蛇毒主要是種針對神經細胞之間資訊傳遞的神經毒素。它會與乙醯膽鹼受體結合，從而阻擋其它神經細胞釋放的乙醯膽鹼（acetylcholine）。乙醯膽鹼是神經細胞的信使，一旦被阻擋，神經訊息就無法在神經細胞之間傳遞。中毒者一般會在數小時內出現神經症狀，包括昏昏欲睡、眼瞼下垂、吞嚥困難、臉部肌肉無力，最終呼吸麻痺而死。

當「埃及妖后」遇上百步蛇時

克麗奧佩托拉七世活在埃及，遇到的自然是非洲的毒蛇。但我們不妨純粹學術性地假設「埃及妖后」活在亞洲，咬她的是亞洲的毒蛇，那又會如何呢？

亞洲其中一種毒性最強的蛇是百步蛇（*Deinagkistrodon acutus*）。中國文化素來愛以步數來顯示藥的毒性有多強烈，所謂步數是指中毒者中毒後仍可踏出多少步才毒發身亡的指標，就如港人最愛的周星馳電影中出現過的「含笑半步釘」亦是同樣道理。百步蛇，根據字面意思是指人被咬後會在行出一百步內毒發身亡，可見其毒性相當猛烈。有些地方甚至稱牠為五步蛇，由此可知人們對這種蛇有多大的恐懼。

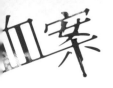

　　百步蛇又叫尖吻蝮，主要生活於台灣、中國南部及越南北部。百步蛇的蛇毒主要是種血液毒素。如果克麗奧佩托拉七世被這這蛇咬，她會迅速出現皮下腫脹，皮膚出現水泡及血泡。這是因為蛇毒會影響血小板功能及凝血，令纖維蛋白原（fibrinogen）量減少，並令凝血酶原（prothrombin）、組織因子（tissue factor）及凝血因子 V、IX、X 失活。止血功能受損繼而會令她的傷口持續出血。除此之外，她甚至可能會在身體其他部分出血，例如牙齦出血、流鼻血，甚至腦出血。百步蛇蛇毒的毒性來得很急，雖然未至於真的在百步內喪命，但一般都會在兩至三小時內出現流血症狀。

　　如果我們這時為「埃及妖后」進行血液檢查，會發現她的凝血酶原時間（prothrombin time，簡稱 PT）及活化部分凝血酶原時間（activated partial thromboplastin time，簡稱 APTT）顯著延長、血小板數量下降、D-二聚體（D-dimer）量上升，化驗結果與瀰漫性血管內凝血（disseminated intravascular coagulation，簡稱 DIC）相似。「埃及妖后」最後很有可能死於致命性出血。

血液化驗室中的蛇毒

其實除了百步蛇外，很多蛇毒都會影響凝血系統。聰明的血液學家們善用了這些毒素的特性，把它們製成試劑進行不同的凝血檢查。例如用來量度纖維蛋白原的爬蟲酶時間（reptilase time），其試劑是來自矛頭蛇（*Bothrops*）的毒液；稀釋蝰蛇毒時間（Dilute Russell's viper venom time）顧名思義是利用了蝰蛇（Russell's viper）的毒液作試劑，用於測量狼瘡性抗凝素（lupus anticoagulant）；量度蛋白C（protein C）則需要用到銅頭蝮（*Agkistrodon contortrix*）的毒液。

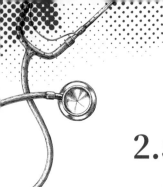
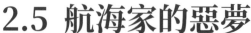

2.5 航海家的惡夢

對於 15 世紀的歐洲人來說，來自亞洲的香料是非常重要的。因為當年沒有冰箱，保存食物很困難，而香料則可以幫助醃製食物及去除食物難聞的氣味。不過當時歐洲與亞洲貿易的路線都被伊斯蘭勢力控制，香料的供應隨時被切斷，非常不穩定。有見及此，歐洲國家都渴望探索出新的方法與東方接觸，因而造就了所謂的「大航海時代」。

大航海時代

在大航海時代中先拔頭籌的國家是葡萄牙。當年葡萄牙的恩里克王子很支持航海的發展，他開辦了世界上第一所航海學校。在他的支持下，航海家達伽馬（Vasco da Gama）於 1498 年發現了通往印度的新航線，使陸上的絲綢之路不再是通往東方市場的唯一途徑。這發現令葡萄牙在之後的印度洋貿易中有顯著的地位，並成功成為了殖民帝國。

　　隨後，西班牙的航海發展便後來居上。當年西班牙的財力幾乎殆盡，急需從海外獲取補給。於是西班牙女王伊莎貝拉一世（Isabella I）與航海家哥倫布（Christopher Columbus）簽訂協議，撥出經費給哥倫布探索新的海上航道。有別於葡萄牙向東探索，哥倫布認為向西走可以穿越大西洋，能更快到達亞洲。1492年，哥倫布的船隊到達今天美洲的巴哈馬群島。之後，他又登上了美洲的許多海岸。有趣的是，哥倫布到死的一刻都不知道自己發現了美洲這個新大陸，他一直以為自己到了印度。

　　其後，西班牙政府又資助了另一位航海家麥哲倫（Ferdinand Magellan）去探險。他在 1519 至 1521 年帶領船隊首次環繞地球航行。他在航行中不幸地在菲律賓被土著殺死。雖然他本人並沒有親自完成環航地球，但他船上餘下的水手卻在他死後繼續向西航行，回到歐洲，完成這壯舉。

　　這些航海家的發現增進了歐洲人對世界地理的認識，同時也促成了殖民主義的興起，大大地影響了世界歷史的發展。

檔案二
流血與血栓

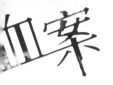

水手們的怪病

不過不論是達伽馬、哥倫布、麥哲倫，或之後許多的航海家，他們都面臨一個嚴重的問題，就是很多水手經過遠距離的航行後都會患上一種怪病——壞血病（scurvy）。病徵包括牙齦出血、牙齒脫落、皮膚出現瘀斑、疲倦虛弱等。

就以達伽馬為例，他雖然開拓了葡萄牙與印度貿易的大門，不過該航程損失慘重，170 名船員中有 116 名死亡。不過相較起來，麥哲倫的航行就更加慘不忍睹，在航程開始的三個月後便有大批船員患上壞血病，最終 230 名水手中有 208 名喪生。

繼葡萄牙及西班牙後，英國在 16 至 17 世紀成了新的海上霸主，但壞血病的問題依然嚴重影響著海上航行。最嚴重的一次是海軍準將喬治・安森（George Anson）在 1740 至 1744 年帶領的環球航行，近 1,900 人中竟有 1,300 人死於壞血病。在 17 世紀，英國每年有高達 5,000 人死於壞血病，當中大部分是因為長途的海上航行所致。

　　研究壞血病療法已到達了一個刻不容緩的地步。英國皇家海軍醫生林德（James Lind）在 1747 年做了一個突破性的研究。他精心設計了一個實驗，這實驗可以稱得上是世上首個隨機對照試驗（randomized controlled trial）研究。他把患上壞血病的船員分成兩人一組，並用六種不同的方案治療病人，分別提供海水、醋、蘋果酒、肉豆蔻、柑橘類水果及含有硫酸的酏劑。結果顯示只有吃了水果的患者病情有所改善。遺憾的是，英國皇家海軍官方在之後的近半個世紀時間裡都無視了林德的研究結果。

　　另一位為預防及治療壞血病作出了重大貢獻的是庫克（James Cook）船長。庫克船長是史上數一數二的知名航海家，他以探索澳洲而聞名於世。庫克船長以其卓越的航海和繪圖能力繪製澳洲東海岸地圖。現時在澳洲、紐西蘭及大洋洲地區都有不少地方以「庫克」命名，足見他的影響力。

　　庫克船長留意到荷蘭船隻上的水手的壞血病情況較為輕微，而荷蘭水手的飲食中含有大量酸泡菜，於是庫克決定也在自家水手的每日菜單中加入酸泡菜。但英國人並不習慣酸泡菜，很多水手都不願配合命令。庫克船長於是玩了一個心理上的小把戲，他一開始時僅把酸泡菜供給軍官食用，不供給一般水手吃。水手們看到這情況後，便以為酸泡菜是高人一等的好東西。之後，庫克再假裝紆尊降貴讓所有水手都能進食酸泡菜，這時所有水手都樂於進食。另外，

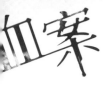

庫克也向船員提供充足的新鮮蔬果，每次登陸，他都會下令水手必須多吃新鮮蔬果。自從改變了飲食習慣後，庫克的船員患上壞血病的情況大幅減少。庫克把這方面的研究成果寫成詳細報告，並提交英國皇家學會，這令他在 1776 年獲得科普利獎章。科普利獎章是世界最早的科學獎章。在諾貝爾獎出現之前，這是科學界的最高殊榮。

水落石出

雖然林德與庫克已提出了預防及治療壞血病的方法，但人們仍然不知道壞血病的成因是甚麼。這個謎團要到 20 世紀才被人識破。

1912 年，波蘭生物化學家芬克（Casimir Funk）研究飲食與健康的關係，並首先提出食物中存在一系列維持生命的有機物質。今天我們稱這種物質為維生素。他提出食物中有四種物質分別可以預防夜盲症、腳氣病（beriberi）、壞血病及佝僂病（rickets），這四種物質分別為維生素 A、維生素 B、維生素 C 及維生素 D。芬克亦成功分離及純化出維生素 B1。

　　首先分離及純化出維生素 C 的人是匈牙利生理學及生物化學家聖捷爾吉（Albert Szent-Györgyi）。但聖捷爾吉其實對維生素並沒有興趣，他曾經說過「維生素是要吃的，用來吃的東西應該由廚師研究，而不是由科學家研究」，但顯然他錯了。他在 1928 年在腎上腺及熱帶水果分離出同一種化學物質。他起初並不知道這種物質是甚麼，於是開玩笑地是把這物質稱為「無知糖」（ignose），但《生物化學期刊》（*Biochemical Journal*）的編輯並不欣賞他的玩笑，拒絕了這命名提議。之後，聖捷爾吉繼續開玩笑，把物質命名為「上帝才知道糖」（godnose），編輯當然也拒絕接受，最後聖捷爾吉只得死死地氣地把名字改成正經但沉悶的己糖醛酸（hexuronic acid）。

　　聖捷爾吉團隊的另一名科學家史維爾比（Joseph Louis Svirbely）把己糖醛酸使用在患上壞血病的天竺鼠身上，並發現己糖醛酸可以治好壞血病。之後，聖捷爾吉及史維爾比決定把物質重新命名為抗壞血酸（ascorbic acid），這物質就是我們今天所知的維生素 C。聖捷爾吉亦因為這發現而獲得 1937 年的諾貝爾生理學或醫學獎。

檔案二

流血與血栓

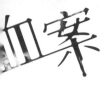

經過多年的研究，科學家現時對維生素 C 的生化功用已有充足的了解。原來維生素 C 負責把脯氨酸（proline）這種胺基酸羥基化，變成羥脯氨酸（hydroxyproline）。羥脯氨酸是合成膠原纖維的重要物質。若人體內的維生素 C 不足，合成的膠原纖維就會出現異常，影響血管、皮膚、牙齦等結締組織，因而出現壞血病的病徵，例如血管的異常會令病人容易流血。由於技術所限，大航海時代的航海家與水手沒有辦法在船上妥善地儲存新鮮蔬果，因此他們的飲食中都缺乏蔬果，令他們在長期航行時很易患上壞血病。林德使用的柑橘類水果及庫克船長提倡的酸泡菜正好含有豐富的維生素 C，因此可以預防壞血病。

現今社會進步，只要均衡飲食就可以獲得足夠的維生素 C，所以嚴重的壞血病已經相當罕見。雖然如此，美國健康營養調查（National Health and Nutrition Examination Survey） 於 2003 至 2004 年做的調查就顯示高達 7.1% 的美國人有維生素 C 缺乏，他們大多是酗酒者或露宿者，因此營養較差。雖然大部分人都只是輕微缺乏，沒有明顯的病徵，但仍然可能出現容易疲倦及肌肉痛等症狀。

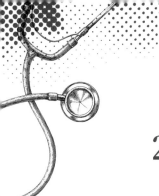

2.6 納粹德國的 可怕人體實驗

第二次世界大戰期間，納粹德國建立了大量的集中營，並在裡面進行了很多極度殘酷的暴行，包括利用毒氣屠殺猶太人。納粹軍單在波蘭的奧斯威辛（Auschwitz-Birkenau）集中營就至少殺害了110萬人。

滅絕人性的人體實驗

除了屠殺猶太人外，納粹德國在集中營還做了不少非常不人道的人體實驗，其中有很多駭人的人體實驗都是由有「死亡天使」之稱的門格勒（Josef Mengele）所負責。門格勒是納粹黨衛隊的軍官，亦是奧斯威辛集中營的醫生。不過門格勒的工作與真正的醫生相比可以說是毫無關係，他最主要的工作是協助毒氣室運作，規範槍決和肉體懲罰，以及為在押人員注射毒液等。

門格勒對優生學很有興趣，他認為德國人的血統是最高尚的，於是嘗試把其他種族的人改造成德國人。為了達成這目的，他在集中營中找出上百對雙胞胎，其中多數只是小孩子，並利用他們進行殘忍的實驗。例如他直接把染料注入孩子們的眼睛裡，令他們的瞳

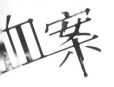

孔變成德國人瞳孔的顏色。他又嘗試過用外科手術方法把雙胞胎縫合起來成為連體人。為了研究病菌的生長，他把細菌或病毒直接注射到小孩的體內。他甚至在不施予麻醉的情況下對囚犯進行截肢和摘除器官手術。最可恨的是，十惡不赦的他在戰爭後竟然得不到應有的審判與懲罰，成功逃亡到南美繼續生活，直到 1979 年才在巴西游泳時遇溺身亡。

另一個同樣惡名昭彰的納粹德國醫生拉舍爾（Sigmund Rascher）也在達豪集中營（Konzentrationslager Dachau）中進行過很多可怕的人體實驗。為了模擬空軍在高空緊急跳傘的低壓環境，他把囚犯們送進一個特製的低壓室。根據記錄，當時有 200 名達豪集中營的囚犯被送入減壓艙，其中 80 名當場死亡。存活下來的囚犯則被拉舍爾進行活體手術，以研究他們的腦部構造，觀察急速減壓過程中會否有氣泡在腦部血管裡形成。拉舍爾又曾把囚犯泡在冰水中藉此研究冰冷的溫度如何影響人體，這是因為考慮到德國空軍有可能被擊落而被迫降落於寒冷的北海，這實驗可以幫助德軍尋找方法救治這些士兵。他更試過把一些從冰水中浸泡過的囚犯和裸體的吉普賽女士一同放在被窩裡，以驗證這民間偏方能否治好浸在冰水中的試驗者。

在拉舍爾多個殘忍的實驗中，有一個與血液學的關係較大，這就是所謂的「凝血實驗」。「凝血實驗」的目的是研究如何減少受傷引起的出血。如果研究成功，就可以幫助戰場上受傷的德軍快速止血，大大增加軍隊的作戰能力。拉舍爾研發了一種名為 polygal 的物質，由甜菜與蘋果的果膠製造。他相信 polygal 可以幫助凝血。不過以今天的血液學知識來看，這個理論是很荒謬的。為了測試這種藥物，他先給集中營的受害者餵食 polygal 藥丸，然後用槍射擊他們的頸部或胸部，或是在不加麻醉劑的情況下為他們截肢，非常可怕。

拉舍爾的下場很有戲劇性，他被納粹德國政府查出他的孩子並不是親生，而是妻子拐帶而來的，這做法等同欺騙政府。拉舍爾因此被德國黨衛軍開除，並關進集中營。最後在盟軍解放達豪集中營的前三天被納粹以貪污、謀殺等罪名槍斃。

德國戰敗後，美國於德國紐倫堡舉行的 12 場戰爭罪行審判，其中第一場就是「醫生審判案」，控告違反人道的納粹德國醫生。醫生的天職本是救急扶危，不過二戰期間竟有大批德國醫生泯滅良知，濫用醫學知識幫助極權政府，實在令人非常憤慨。最後被控告的 23 名納粹德國醫生中，有 7 人被判死刑；9 人則判處十年至終身監禁不等的刑罰。

檔案二
流血與血栓

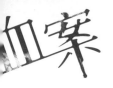

　　紐倫堡審判對人權及醫學倫理的影響深遠。首先,當時有不少納粹醫生都辯解說他們只是遵從上級的命令,但審判卻帶出了一個重要的原則:即使是依據政府或上級命令行事的人,如果做出嚴重損害人權的行為,他仍然必須承擔國際法上的責任。另外,紐倫堡法庭還制定了《紐倫堡法典》以確立人體實驗的基本原則,這法典包括了十項內容,第一項就規定了在任何涉及人的科學試驗中,「受試者的自願同意絕對必要」。《紐倫堡法典》之後成了現代科學試驗倫理的金科玉律。

現代的止血藥物

　　現今醫學技術當然比第二次世界大戰時進步多了,而醫學界也早已達成拉舍爾當年的目標,研發出止血藥物。慶幸的是,研發現代的止血藥物並不需要用上當年不人道的實驗,而且符合《紐倫堡法典》醫學倫理。史丹福在此簡單介紹幾款現代止血藥物。

　　氨甲環酸(tranexamic acid)是一種常用的止血藥物,它可以有效減少經血過多、創傷出血、產後出血、手術出血等情況。氨甲環酸是一種纖維蛋白溶解抑製藥物,它可以抑制纖溶酶,減慢血塊的溶解,從而達到止血作用。

　　去氨加壓素（desmopressin）是一種有趣的藥物，它是一種人工合成的賀爾蒙，本來用以調節腎臟製造尿液的速度。因此去氨加壓素也可以用來治療尿崩症（diabetes insipidus，一種令患者異常口渴及排出大量稀尿液的疾病）及夜尿症。不過科學家們又發現去氨加壓素也可以促進凝血因子 VIII 及溫韋伯氏因子（von Willebrand factor）從血管的內皮細胞中釋出，這兩種化學物質都是凝血的重要成份。去氨加壓素亦能夠改善血小板黏附功能，因此它可以用於治療輕型及中型甲型血友病、溫韋伯氏疾病（von Willebrand disease）及尿毒症（uraemia）引起的出血。不過由於它會減少病人排尿（它本來就是用於控制尿液製造的賀爾蒙），因此會引起體液過量（fluid overload）及電解質失衡等副作用。

　　基因重組活化凝血因子 VII（recombinant factor VIIa，簡稱 rFVIIa）是一種效用最強的止血藥物之一。它本來是用來治療血友病的。血友病患者欠缺凝血因子 VIII 或 IX，有些病人更會製造出凝血因子 VIII 或 IX 的抑制因子，即使醫生為病人補充凝血因子 VIII 或 IX，這些凝血因子都會被抑制而無法發揮止血作用。如果這些病人有出血症狀，就會非常危險。rFVIIa 正是這些病人的救星。顧名思義，rFVIIa 是一種以基因重組方法人工合成的活化凝血因子 VII。其運作原理是利用高凝血因子 VII 的活動來補償缺少的凝血因子 VIII 或 IX，就好像一間公司有員工無法工作時，那麼就唯有透過其他員工高效率的工作去補償。

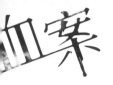

　　rFVIIa 本來是治療血友病的藥物，但由於其止血功能太強大，於是漸漸地「踩過界」，用於其他臨床上的嚴重出血情況，包括重大外傷或產後的嚴重出血、嚴重腸胃出血等。如果一般常規的方法都未能為病人止血的話，醫生有可能以 rFVIIa 作為最後的一著。但值得留意的是，這些用法大多沒有臨床試驗的支持，只屬於適應症外用途（off-label use）[1]。而且這藥物的凝血效用太強，容易令病人出現血栓的副作用。美國曾在伊拉克戰爭中利用 rFVIIa 醫治因嚴重創傷而出血的士兵，並取得一定的成功，但同時亦有傷者因而出現深層靜脈栓塞（deep vein thrombosis）及肺栓塞（pulmonary embolism）的副作用。

---

[1]　藥物包裝內的藥品仿單（package insert，即藥物的「說明書」）一般會列明藥物可在甚麼情況下使。「適應症外用途」即藥品仿單中沒有列明的用途。

檔案三

血液與傳染病

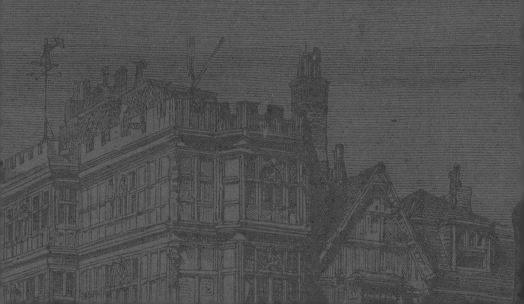

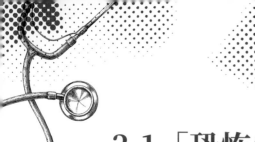
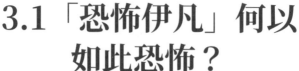

3.1 「恐怖伊凡」何以如此恐怖？

伊凡四世（Ivan IV）是俄國史上首個沙皇。他統一了俄羅斯各公國，取消了俄國原本的領主政體，確立中央集權的專制體系，並對中央和地方的政治、行政、法律、財政、軍事等方面進行多項改革。他又大幅擴張了俄國的領土，先後吞併喀山汗國、阿斯特拉罕汗國和西伯利亞汗國，還打敗了克里木汗國，令俄國的領土大幅地向東推進，自此之後蒙古人再無法威脅俄羅斯。

以他這麼亮眼的功績，本應可以名流青史，為後世歌頌。但由於他極為冷血殘酷，兇殘程度令人咋舌，因此每當後世提起伊凡四世時，大多只會想到他兇殘的一面，他亦因此得到「恐怖伊凡」（Ivan the Terrible）的稱號。

「恐怖伊凡」有多恐怖？

伊凡四世冷酷多疑，為了確保國家內沒有反對聲音，他成立了「特轄軍」，為俄羅斯史上第一支秘密警察。特轄軍是他剷除政敵的武器，他曾在七年間屠殺了 4,000 多名抵抗他的封建王公及貴族。

　　不過伊凡四世最惡名昭彰的惡行莫過於親手殺死自己的兒子。他殺子的原因及經過有眾多不同的說法，不過最流行的說法是因為伊凡四世晚年時懷疑兒子有意奪取皇位。有一天，他見到兒子懷孕的妻子只穿了一件薄裙在皇宮內行走，違反了當時俄國婦女至少要穿三件衣服的規矩，伊凡四世大怒下把她打至流產。他兒子知道後自然是非常憤怒，便與父親爭吵起來。伊凡四世於是拿起他的鐵頭權杖痛擊兒子的頭部，把他打死。

　　另外，根據史書記載，伊凡四世的私生活非常混亂。他共結婚八次，其中三名妻子被他毒死，一名被浸死，兩名被流放到修道院。有指他曾奪去過百名少女的貞操，又會強迫貴婦離開她們的馬車並掀起她們的裙子，而且他出行時要帶同 50 名女士來滿足他的需要。雖然這些荒唐行為有可能是被政敵誇大，但總的來說，他的性生活一定稱不上檢點。

　　當然，伊凡四世可怕的性格缺陷可能純粹與先天遺傳、生活環境及家庭因素等有關。但一個有關伊凡四世的考古發現卻令歷史學者有了新的想法。1963 年，蘇聯科學家檢驗了埋葬在莫斯科天使長大教堂（Cathedral of the Archangel）內的伊凡四世骸骨，發現他的骸骨內含有高濃度的汞（俗稱水銀）。在伊凡四世的年代，汞是治療梅毒的標準療法，再加上伊凡四世荒淫的生活，令科學家立即聯想到伊凡四世有可能患有梅毒。

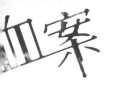

長期攝入汞可以引致各式各樣的神經及精神症狀，包括麻痺，觸覺、視覺、聽覺或味覺逐漸減退，記憶力減退，失眠，手震及行為失常等。但另一方面，梅毒本身也可以感染腦部，導致各種精神症狀。這也許可以完滿地解釋伊凡四世的恐怖。

法國病？意大利病？西班牙病？還是波蘭病？

梅毒是歷史上一種非常重要的傳染病，它的出現大大地影響了歷史的進程，而且很多著名的歷史人物都被歷史及醫學學者懷疑患上梅毒，包括列寧（Vladimir Lenin）、希特拉（Adolf Hitler）及烏干達獨裁者阿敏（Idi Amin Dada）等。

梅毒的起源到現在依然是個謎，不過其中一個最流行的說法是該疾病源自美洲，再經由哥倫布艦隊的水手帶回歐洲。史上最早記載的一次大爆發在 1494 至 1495 年間於意大利的那不勒斯出現。當時法國國王查理八世率領軍隊進攻意大利的那不勒斯王國，並發動圍城戰。當地的反抗者因為彈盡糧絕，最終採取了一個絕望的措施，就是把妓女和婦女都趕出城外，結果她們很多都被法國士兵強姦。之後法國士兵就出現大規模的梅毒感染。法軍明明打勝了仗，最後卻因為梅毒而死傷慘重，最後不得不撤退。

　　法國因此把這種當時仍未被人認識的怪病稱為「意大利病」或「那不勒斯病」，意大利人卻把它稱為「法國病」。當然，無一個國家會願意承認自己與疫症有關，這個現象古今皆見。於是，各國人民都以自己憎恨的國家或族群為疾病命名，意大利及德國人把這病稱為「法國病」，荷蘭人稱它為「西班牙病」，俄羅斯人稱它為「波蘭病」，土耳其人則稱它為「基督徒病」。

　　梅毒由梅毒螺旋菌（*Treponema pallidum*）引致，並主要經由性接觸傳播，同時也可以透過血液傳播及母嬰傳播。梅毒的病徵在臨床上可分為三期。第一期在接觸病菌後 10 至 90 天後出現，患者的受感染部位，一般是生殖器官附近會出現稱為下疳（chancre）的無痛損口。第二期一般在出現下疳後六至八星期之後發生，患者的手掌與腳掌等出現紅疹，紅疹可以蔓延到全身，甚至形成帶有膿液的膿疱。其他常見症狀與感冒類似，包括發燒、疲倦、頭痛、肌肉及骨骼疼痛等。第二期的症狀會在數星期後消失，然而這並不代表患者已經痊癒，只不過是進入了潛伏期。之後，梅毒細菌會慢慢影響患者的神經系統及心血管系統，引起性情大變、幻覺、妄想等精神症狀，其他症狀包括周邊神經病變與主動脈瘤等。這是第三期的梅毒。第三期梅毒的另一個重要症狀是在身上各處出現不規則的潰瘍或堆疊的腫脹，它們叫做「梅毒腫」（gumma）。由此可見，恐怖伊凡的恐怖有可能是因第三期梅毒引起的精神症狀所致。

檔案三

血液與傳染病

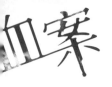

梅毒與血液學

梅毒與血液學看似是風馬牛不相及,但原來兩者間都有著微妙的關係。

梅毒與一種罕見的血液疾病——陣發性冷性血紅蛋白尿(paroxysmal cold haemoglobinuria,簡稱 PCH)相關。這疾病非常奇怪,會被低溫激發。患者會在遇冷後出現溶血,病徵包括深褐色小便、發燒、發冷、腹痛及黃疸等。

PCH 是醫學史上首個被發現由自身免疫機制引起的疾病,這病的機制由兩位血清學的先驅多納特(Julius Donath)與蘭德施泰納(Karl Landsteiner)發現。機制相當有趣,病人自身的免疫系統失常,製造出一種雙相(biphasic)抗體。這種抗體以發現者來命名,被稱為多納特－蘭德施泰納抗體(Donath-Landsteiner antibody)。抗體在低溫中會附在紅血球上,然後在較暖的溫度下激發免疫蛋白補體(complement)攻擊紅血球。當患者的紅血球流到溫度較低的四肢時,就會被雙相抗體附上,然後當它流到溫度較暖的身體中央時,就會被補體攻擊而破裂,釋出的紅血蛋白在尿液中排出,令尿液變深褐色。

　　早期的醫學文獻顯示 PCH 與晚期梅毒及先天性梅毒相關。在 1900 年代的初期，有 90% 的慢性 PCH 病人都患有梅毒，並有 30% 出現臨床症狀。但由於抗生素的使用，現今梅毒個案已經減少了很多，由梅毒引起的 PCH 更是相當罕見。現今的 PCH 大多由其他病毒所誘發。

　　另外，梅毒也大大影響了輸血醫學的發展。在乙型肝炎病毒、丙型肝炎病毒、愛滋病病毒被發現前，梅毒是最早被人認識可經輸血傳染的傳染病。在西班牙內戰（1936–1939）時期，西班牙醫生多蘭佐特（Frederic Durán-Jordà）在巴塞隆拿設立了其中一個最早的現代化捐血中心。他為了防止梅毒經輸血傳播，設計了捐血篩查問卷及梅毒篩查檢測兩個方法。它們是保護血液免受傳染病污染的重要措施。到了今天，世界各地的輸血服務中心仍然使用篩查問卷及傳染病篩檢來預防不同的傳染病傳播，保護血液安全。

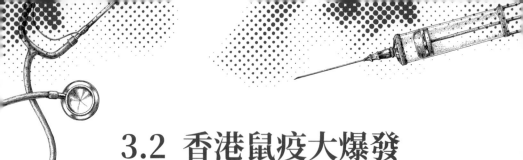

3.2 香港鼠疫大爆發

　　本書介紹了古今中外不同的歷史血液學故事，但偏偏沒有花太多時間談及香港本土的歷史。身為土生土長的香港人，我們當然要多認識屬於自己的本土歷史，所以本文將介紹一件香港歷史中的重要事件——1894 年香港鼠疫。

　　鼠疫是歷史上殺人最多的傳染病。醫學史專家相信，人類社會先後經歷過三次鼠疫大流行。第一次是 6 世紀的查士丁尼大瘟疫（Plague of Justinian），死亡人數過千萬，曾經盛極一時的拜占庭帝國在該疫症中有近三分之一的人口被奪去性命，帝國從此一蹶不振。第二次疫情發生於 14 世紀，疫症最先在亞洲出現，之後隨著蒙古人的入侵帶到歐洲。據統計，歐洲的死亡人數高達 7,500 萬，佔當時歐洲近三分之一的人口。第三次發生於 19 世紀末至 20 世紀初，最先在中國雲南出現，之後傳到廣東。1894 年 5 月，鼠疫正式由廣東蔓延香港，並為香港歷史帶來了翻天覆地的改變。

黑死病有何黑？

鼠疫由耶爾森氏鼠疫桿菌（Yersinia pestis）（簡稱鼠疫桿菌）引起。這種細菌以老鼠等野生嚙齒類動物為自然宿主，再經由跳蚤傳染人類。

在臨床上，鼠疫可以分為腺鼠疫（bubonic plague）、敗血性鼠疫（septicaemic plague）及肺鼠疫（pneumonic plague）三種。當患者被帶有鼠疫桿菌的跳蚤咬到，咬傷部位附近的淋巴腺會有發炎反應，病徵包括淋巴結腫脹和疼痛，甚至出血及潰爛，其他系統性病徵包括頭痛、發冷、發燒及疲倦等。當鼠疫桿菌入侵血液時，可引起敗血性鼠疫。透過血液，細菌可以蔓延至身體其他器官，引起嚴重併發症。至於肺鼠疫則是由於鼠疫桿菌感染肺部引起，成因包括吸入帶有致病原之飛沫或者敗血性鼠疫經血液蔓延至肺部，病徵包括胸口翳悶、咳血及呼吸困難等。

之前提及過，在三次鼠疫大流行中，以 14 世紀的歐洲大流行最為嚴重，該次鼠疫如死神般橫掃歐洲，因此有人稱之為「黑死病」（black death）。

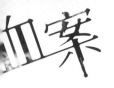

　　我們很容易理解「黑死病」這名稱中「死」的含意，但為何會以「黑」來稱呼它呢？「黑死病」究竟有何「黑」？

　　原來敗血性鼠疫的患者通常都有手腳發黑的情況，當年的歐洲人自然不知道這現象的成因。今天，我們對微生物學及血液學有更深入的認識，就比較容易了解手腳發黑背後的病理機制。

　　鼠疫桿菌的細胞壁外層含有脂多醣（lipopolysaccharide），而脂多醣本身是一種毒素，我們稱之為內毒素（endotoxin），鼠疫桿菌就像把一層毒素披在自己的表面，令它的殺傷力倍增。脂多醣會與免疫細胞上的脂多醣受體複合體結合，從而促進細胞因子（cytokines）、一氧化氮和類花生酸（eicosanoid）等化學物質的分泌，引發劇烈的發炎反應。發炎反應會令血管的內皮組織產生大量的組織因子（tissue factor），激活凝血系統，接著經過一連串反應產生血栓。脂多醣甚至會透過不同的機制影響蛋白C（protein C）、蛋白S（protein S）、抗凝血酶（anti-thrombin）等血液內的天然抗凝血劑。血液內本來有凝血機制與抗凝血機制，兩個機制像天平一樣互相平衡，令身體既不會太容易流血，也不會太容易凝血。但鼠疫桿菌的脂多醣打破了這平衡，令天平完全傾向了凝血的一邊。血管內於是出現大量的小血栓，阻塞著血管。當手腳的血液供應受到影響，組織就會壞死變黑，造成壞疽（gangrene）。臨床上，這種血液內凝血系統被大規模地激

活的情況叫做瀰漫性血管內凝血（disseminated intravascular coagulation，簡稱 DIC）。

但瀰漫性血管內凝血是一個複雜的臨床情況，由於凝血系統大規模地激活，凝血因子及纖維蛋白原會被消耗得很快，結果幫助凝血的蛋白減少，所以病人有時反而會出現流血的症狀。血栓與流血這兩個看似矛盾的現象可以同時發生在瀰漫性血管內凝血病人的身上，病人有可能出現皮下出血，並形成暗黑色的瘀血，這也是鼠疫病人皮膚發黑的原因之一。

鼠疫病原發現之戰

香港的鼠疫流行在科學史上具獨特地位，因為鼠疫的病原鼠疫桿菌是在香港發現的。

話說香港當年的疫情一發不可收拾，港督向國際社會求助。當時正值細菌學的黃金時期，科學家發現的致病細菌越來越多，但他們一直未知道鼠疫的成因，於是各國的細菌學專家都想藉此契機到香港研究鼠疫。

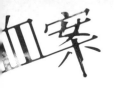

日本政府的內務省派出知名細菌學家北里柴三郎帶領的一個六人團隊，法國則派出了於巴黎巴斯德研究所受訓的醫生耶爾森（Alexandre Yersin）。

北里柴三郎師承德國細菌學大師柯霍（Robert Koch）。他在1889年成功培養出破傷風菌，之後又與另一個科學家貝林（Emil Adolf von Behring）合作研發出治療破傷風（tetanus）及白喉（diphtheria）的抗毒素。北里柴三郎因而與貝林一起獲提名第一屆諾貝爾生理學或醫學獎，結果獎項只頒給了貝林，卻遺漏了北里柴三郎，一般相信這是因為當年的諾貝爾評審委員會歧視亞洲人，只想把獎項頒給白人。日本人非常尊敬北里柴三郎，即將在2024年發行的一千日元新款紙幣會印上北里柴三郎的肖像。

1894年，北里柴三郎來香港研究鼠疫時其實已經非常有名氣。相反，耶爾森當時只是個默默無名的醫生，他在巴斯德研究所受訓後到了法屬印度支那（即今天的越南）行醫，之後被法國政府派來香港研究鼠疫。

香港公立醫院的代理主管勞森（James A. Lowson）醫生知道北里柴三郎是個大人物，於是只熱心接待北里。他不但沒有提供工作設備給耶爾森，甚至不准耶爾森解剖病人的屍體，令耶爾森的研究工作舉步維艱。

　　北里柴三郎很快便從病人的內臟樣本發現一種細菌，他相信這就是引起鼠疫的細菌。耶爾森卻認為鼠疫主要引起淋巴結腫脹，因此要尋找引起鼠疫的細菌，必須研究淋巴結而非其他內臟樣本。由於香港政府不容許他解剖病人的屍體，他最終只好賄賂看守太平間的英軍，從屍體上取得腫大的淋巴結樣本。他在淋巴結中觀察到了大量細菌，但他發現的細菌與北里柴三郎所發現的明顯不同。

　　雙方都覺得對方出錯，發現了一種與鼠疫無關的細菌。隨著越來越多證據出現，最終大家發現錯的是北里柴三郎，耶爾森才是首先成功找出正確鼠疫病原的人。[1] 為了紀念耶爾森，微生物學界其後就把鼠疫桿菌所屬的屬（genus）命名為耶爾森氏菌屬，鼠疫桿菌的正式學名也成了耶爾森氏鼠疫桿菌。所謂「學無前後，達者為先」，耶爾森這個細菌學新手搶先明星級的北里柴三郎，首先發現鼠疫病原，成了科學界的一時佳話。

鼠疫如何影響香港的發展？

　　香港的鼠疫爆發除了是科學史上的轉捩點，它本身也是香港歷史中的重要事件，不但影響了香港的醫學及公共衛生發展，甚至在多方面為香港帶來革新性的社會改變。

---

[1]　相信北里柴三郎當初發現的是鏈球菌。

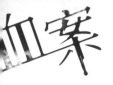

疫情剛爆發時，重災區是人口密集的華人聚居地——太平山區。太平山區位於皇后大道以南，東起城皇街，西至東邊街，南至堅道、般咸道，大約就是西營盤、上環的山腳一帶。ViuTV曾製作過一套名為《太平紋身店》的劇集，本港的人氣藝人姜濤都有份參演。劇集中的主要拍攝場地就是上環太平山街與附近的街道，即太平山區的地方。

太平山區是香港的第一個平民社區，當年的衛生情況極為惡劣，又髒又擠迫，擠著很多貧民，而且老鼠橫行，因此鼠疫一出現就一發不可收拾。

港英政府為了控制疫情，決定把區內居民強行遷走，患者被送到醫護船「海之家」（Hygeia）和堅尼地城的臨時醫院隔離。但這些措施仍未能徹底控制疫情，最後政府決定把整個社區清拆重建。重建後的樓房都有露臺，空氣流通。而普慶坊及太平山街之間的土地則用來闢建一個大花園，以改善環境，這個花園以當時的港督卜力（Sir Henry Arthur Blake）命名，名為卜公花園（Blake Garden）。

香港本土的俗語「洗太平地」原來也是來自當年的疫症。為了防止疫症，港英政府會定期在太平山區消毒及清洗街道、房屋。因

為清洗的地方位於太平山區,就有了「洗太平地」的叫法。今天, 我們亦會以「洗太平地」來形容警察的掃蕩行動。

另一方面,這波鼠疫疫情亦促進了香港的醫院及病理化驗所的 發展。

話說東華醫院於 1872 年成立,是香港開埠以來歷史最悠久的 三間大型醫院之一。東華醫院坐落於上環,正是位於太平山區一 帶。當時的華人對西方醫學非常抗拒,他們不理解隔離病患及進行 消毒等防疫方法。貧窮的患者寧願留在家中不接受任何治療,也不 願尋求西方醫學的治療。相信傳統中醫中藥療法的患者只願到東華 醫院求醫,於是東華醫院成為了疫症中照顧病患的重要醫院。

但政府認為東華醫院的衛生設備不足,防疫意識薄弱,令傳染 病失控,於是在 1896 年成立調查委員會,調查東華醫院的運作, 並希望作出改革,把西方醫學引入到醫院中。其後,華人西醫鍾本 初被委任成為東華醫院首任駐院西醫,病人也可以自行選擇接受中 醫或西醫治療,這堪稱本地醫療發展史一個重要轉捩點。自此,華 人慢慢接受西醫治療,因此鼠疫也可以說是促進西方醫學引入醫院 的重要「里程碑」。

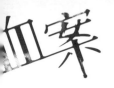

　　為了應付鼠疫，政府又在 1906 年於上環堅巷成立了香港細菌學檢驗所。這是香港首個專為醫學化驗而設的機構，負責疫苗培植與細菌學的研究，太平山區收集到的老鼠都會送到那裡解剖及檢驗。第二次世界大戰後，檢驗所易名為香港病理學院。直到 1960 年代，香港病理學院遷往西營盤。之後，該建築曾被用於疫苗生產、聯合書院臨時校址及政府倉庫。1990 年，舊病理學院的建築被香港政府宣布列為法定古蹟。現在，該建築成為了香港醫學博物館，開放給市民參觀。

　　如果大家對這段鼠疫的歷史有興建的話，史丹福建議大家可以走訪一下太平山醫學史蹟徑。史蹟徑以香港醫學博物館，即舊香港病理學院為起點，途經太平山街、普仁街、醫院道、高街、般咸道、堅道等地，圍繞太平山至西營盤一帶。史蹟徑共有 16 個景點站，包括了香港醫學博物館、卜公花園、東華醫院等重要歷史標記。遊史蹟徑既可以舒活筋骨，又可以學習香港歷史，實在是文青的不二之選。

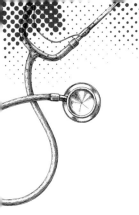

3.3 蕭邦的心臟

　　蕭邦（Fryderyk Chopin）是一位生於波蘭的著名作曲家及演奏家。他對鋼琴情有獨鍾，鋼琴是蕭邦的生命，他以鋼琴演奏出人生的悲喜、對民族的熱情、對家鄉的懷念。他譜寫的序曲、練習曲、圓舞曲，旋律優美，浪漫中帶有憂鬱的氣質，即使到近二百年後的今天仍被人讚頌。俄國鋼琴家魯賓斯坦（Anton Rubinstein）就曾說過：「蕭邦是鋼琴的靈魂，是鋼琴的吟遊詩人。蕭邦與鋼琴原是一體。」

　　蕭邦一向體弱多病，一生病痛不斷。在青少年時期，他已經經常咳嗽與肚瀉。1826 年，他 16 歲的時候試過生病近半年，病徵包括咳嗽、頭痛及頸部淋巴腫脹。他 20 歲住在維也納時也有過類似的症狀。1831 至 1835 年間，他多次患上氣管炎與喉炎。1837 年在巴黎時，他患病並出現發高燒及咳血的病徵。

　　在他 28 歲的時候，他與情人喬治桑（George Sand）搬到西班牙馬略卡島的小城瓦德摩莎（Valldemossa）中渡假。馬略卡島本來是一個氣候溫暖的地中海小島，但那年卻異常寒冷，令蕭邦的

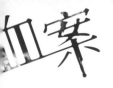

健康轉差。他又再次出現發燒、咳嗽及肚瀉的病徵。當地的醫生診斷他患上結核病（tuberculosis，俗稱肺癆）。值得一提的是，雖然蕭邦在馬略卡島時健康很差，但產量卻極為驚人。後來他又在1841 至 1846 年搬往喬治桑的鄉間寓所休養並寫曲。蕭邦朋友在1844 年為他畫了一幅畫像，畫中顯示蕭邦可能有桶狀胸（barrel chest），這是一個醫學徵象，正常人的胸腔是扁的，但桶狀胸的胸腔前後距離會增加，令胸腔呈圓桶形。這個醫學徵象多數出現在肺氣腫的病人中，而肺結核正正就是肺氣腫的其中一個成因。

1846 年，蕭邦與喬治桑感情出現問題，最終二人緣盡分手。此後蕭邦的健康一落千丈，幾乎再寫不出任何作品。他在人生最後的日子曾應邀到英國倫敦表演。他在倫敦頗受上流社會歡迎，並在維多利亞女王御前演奏。不過倫敦潮濕多霧的天氣令他的病情進一步轉差，最終在 1849 年 10 月 17 日離世。

蕭邦的官方死因是結核病，但他的解剖驗屍報告已經遺失了，所以科學界及醫學界很久未能肯定他的真正死因。有些科學家提出不同的看法，他們翻查蕭邦的病歷，認為蕭邦有可能患上 α-1 抗胰蛋白酶缺乏症（alpha-1 antitrypsin deficiency，一種可以影響肺部的遺傳性疾病）、囊腫性纖維化（cystic fibrosis，另一種可以影響肺部的遺傳性疾病）或二尖瓣狹窄（mitral stenosis）。

蕭邦臨死前跟他的姐姐提出了令人匪夷所思的遺願，希望姐姐可以幫他達成。他的遺願是死後葬在法國，但希望姐姐在他死後取出他的心臟，把心臟帶回祖國波蘭。這樣象徵蕭邦雖然不滿俄羅斯佔領波蘭而自我流放，但他的心仍永遠歸向祖國波蘭。另外一個說法是蕭邦很害怕自己會被意外生葬，所以取出心臟才埋葬就不會有這個問題了。

顛沛流離的心臟

蕭邦大概想不到，他的遺願令其心臟踏上了一段顛沛流離的旅程。

蕭邦的姐姐先把心臟放在玻璃瓶內，瓶內裝了一些淺啡色的液體，那有可能是干邑白蘭地（cognac）。由於干邑白蘭地含有高濃度的酒精，以當時的技術來說，算是不錯的組織保存方法。傳聞她把瓶子放在自己的裙下並偷運到華沙。蕭邦最初希望心臟可以與他的家人一起葬於波瓦斯基公墓（Powazki Cemetery），但公墓只接受安葬屍體，不接受單獨的心臟，於是蕭邦姐姐把心臟交給了聖十字架教堂（Holy Cross Church）。這是蕭邦小時候的教區教堂，很多家族的慶典都曾在那裡舉行，對蕭邦別具意義。但可惜聖

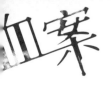

十字架教堂也不願意接收蕭邦的心臟，因為教堂的成員覺得蕭邦與喬治桑的關係是段不倫戀，會影響教堂的名聲。最後心臟就如垃圾般被棄於教堂的地穴中。

1863年，波蘭發生了反俄羅斯帝國的一月起義。在起義中，俄羅斯士兵搶掠了聖十字架教堂。蕭邦的心臟因為藏於不見天日的地穴中，反而得以保存下來，可以說是因禍得福。到了1880年，教堂終於決定重新安放這一代偉人的心臟，並打算為蕭邦訂造墓石。但問題來了，此時教堂的職員已經不知道蕭邦的心臟被放了在哪兒。幸得當地一個記者幫忙尋找，最終在地穴中找回，蕭邦的心臟也得以重回主教堂。

但心臟顛沛流離的旅程還未完結。心臟之後又要面臨比一月起義更大的危機——第二次世界大戰。

1944年，波蘭華沙爆發了反抗納粹德國的起義。一名德國牧師擔心蕭邦心臟受到戰火破壞，於是提出暫時保管心臟，波蘭的神職員也同意了。心臟最先由納粹親衛隊的指揮官賴內法特（Heinz Reinefarth）保管，他剛好是蕭邦的仰慕者。心臟在之後的華沙起義過程中被存放在德國納粹親衛隊的高級指揮官巴赫－熱勒維斯基（Erich von dem Bach-Zelewski）的總部。巴赫－熱勒維斯

基以殘暴見稱，他負責鎮壓華沙起義，並在過程中共殘殺了 20 萬人。他竟然會特意保護一個波蘭作曲家的心臟，實在是意料之外。有一個說法是，蕭邦影響了很多之後的德國音樂家，以致德國人也認為蕭邦的心臟是屬於德國的，因而加以保護。

更令人難以置信的是，巴赫－熱勒維斯基在華沙起義之後竟然把蕭邦的心臟歸還給波蘭的斯拉戈夫斯基（Antoni Szlagowski）大主教。究竟他是真心尊重蕭邦與波蘭人，還是為了做一場政治騷以減少被鎮壓的波蘭人的不滿，那就不得而知了。但斯拉戈夫斯基大主教獲歸還心臟後，也擔心納粹德國會反口，於是他們把心臟運出華沙，送到米拉努韋克（Milanówek）城，並藏於一座鋼琴中，直到第二次世界大戰之後才重新運回華沙聖十字架教堂。

之後，蕭邦的心臟終於可以安穩下來，自此安定地住在聖十字架教堂。

經過 69 年的安穩生活後，一隊科學專家團隊於 2014 年 4 月得到教堂的批准檢查蕭邦的心臟。他們的目的有兩個，一是觀察心臟的保存狀況，看看有否復修的需要；二是藉此機會找出蕭邦的真正死因。

檔案三

血液與傳染病

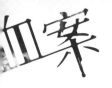

他們把觀察結果寫成報告，亦刊登在《美國醫學期刊》（*American Journal of Medicine*）中。根據他們的報告，心臟有幾個像是結核瘤（tuberculoma）的結節，另外有一層纖維狀的物質覆蓋著整個心包（pericardium）的表面。解剖的切口出現血性滲漏液（haemorrhagic effusion）。總的來說，報告認為蕭邦很可能有慢性結核病，但其後結核菌入侵心包，引起心包膜炎（pericarditis），令病情急速惡化，最終死亡。蕭邦的死因終於有了一個科學的證明。

結核病與血液學

結核病是一種可怕的疾病，它由結核分枝桿菌（*Mycobacterium tuberculosis*）引起，通常影響肺部，但亦可以影響身體的其他部分，例如淋巴結、腎、骨、關節、骨髓等，其中當然以骨髓與血液學的關係最大。

用來治療結核病的鏈黴素（streptomycin）在 1940 年代被發現之前，結核病是一種不治之症。工業革命之後，由於歐洲的人口增長迅速，但工人的居住環境極差，令患上結核病的人數急劇上升。自此，結核病成為一種很流行的嚴重傳染病。在七十年代香港

盛行的粵語長片中，一個很常見的劇情就是男女主角因患上結核病而在手帕上咳出鮮血。今天，大家已經很少聽到結核病，或許很多人都以為結核病就像粵語長片一樣，已成歷史。但原來，結核病到現時依然非常流行，例如在香港每年就有約 5,000 宗新確診的結核病個案。

結核分枝桿菌其實毒性不強，生長緩慢，但非常頑強，對酸性、鹼性、氧化物、補體（complement）及大部分抗生素都是免疫的。即使被負責免疫的巨噬細胞（macrophages）所吞噬，巨噬細胞的溶小體（lysozome）都無法把它消化。巨噬細胞「消化不良」，最後引起慢性炎症反應，慢慢地破壞身體組織。因此結核病並不是一種急性疾病，而是會慢慢地影響患者的身體功能，令身體越來越衰弱，最終死亡。

至於結核病又與血液學有何關係呢？

首先，結核病會引起慢性發炎，所以患者常有慢性病性貧血（anaemia of chronic disease）。另外，如果結核菌入侵了骨髓，就可能引起血球下降。

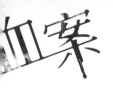

　　如果骨髓被結核菌入侵，病理學醫生也可以在骨髓環鑽活檢中找到一些與慢性發炎相關的組織變化，例如肉芽腫（granuloma）等。慢性發炎是一個複雜的病理學概念，史丹福不在此詳述了。

　　病理學醫生甚至可用齊爾－尼爾森染料（Ziehl-Neelson stain）這種特殊的染料為結核分枝桿菌上色，這樣就能利用顯微鏡直接觀察結核分枝桿菌，並診斷結核病。在齊爾－尼爾森染料下，結核分枝桿菌是一條條紅紅的線，看起來就像番紅花香料。

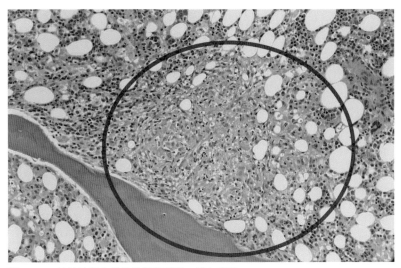

圖 3.3.1　被結核菌入侵的骨髓出現了一個肉芽腫

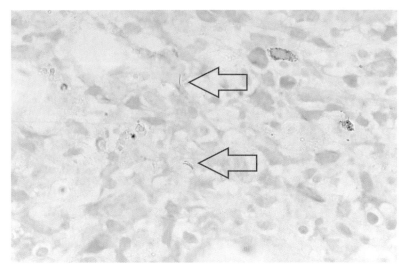

圖 3.3.2　被結核菌入侵的骨髓。在齊爾－尼爾森染料下，結核分枝桿菌呈現成一條條紅紅的線，看起來就像番紅花香料

3.4 拯救康熙的「外國勢力」

　　康熙是中國史上數一數二的著名君主。他在位 61 年，是中國古代在位時間最長的皇帝。在這 61 年裡，他先後智擒鰲拜、平定三藩之亂、攻取台灣、打敗沙俄。在康熙的管治下，滿清出現了相對強勢興盛的局面。史學家一般把康熙及之後的雍正、乾隆管治時期統稱為「康雍乾盛世」，這也是中國史上最後一個皇朝盛世。

　　值得一提的是，康熙非常欣賞西方文明，並樂於學習西方文化。他不會因為民族自尊而貶低西方的思想。這在中國歷代的統治者中可以說是「前無古人，後無來者」。

　　康熙從西方傳教士南懷仁神父見識到西方天文學的神奇。他曾試過要求南懷仁（Ferdinand Verbiest）神父與反對西方科學的曆法官員楊光先在午門外分別用日晷測算，確定正午時分日影的位置，結果南懷仁的預測完全正確，楊光先卻錯漏百出。康熙之後就任命南懷仁改良中國的曆法，此曆法流傳至今。他之後又下令南懷仁監造天文儀器，並要求他講解幾何學和力學等知識。除了南懷仁外，他還邀請了很多其他傳教士向他講解天文學、數學及解剖學的知識。

康熙的數學及科學功力有多高呢？我們可以從以下兩個故事一探究竟。

首先，康熙著有《御制三角形推演算法論》及《積求勾股法》等數學論文傳世。在《積求勾股法》一文中，康熙描述了五個求解直角三角形問題的解法，頭四個方法之前已有數學家提出過，第五個方法卻是由他自創的。以現代的數學語言來說，他研究的問題是「假設一個直角三角形的三條邊比例是3：4：5，已知三角形的面積，試以面積求出三條邊的長度」。在中國歷史上，康熙是唯一一位有證據顯示他以自己創作的方法解答出數學題的皇帝。

之後一個故事則可以看出他的天文學水平。有一次，康熙南巡，他見到南邊地平線附近有一顆白色亮星。他就考考陪同的大臣，問他們那是甚麼星，卻無人答到他。康熙於是揭曉答案，原來那是老人星（Canopus）。其中一名大臣大學士李光地打算拍拍皇帝馬屁，說老人星是吉祥之星，見得到老人星代表天下太平。康熙卻不以為然，他解釋老人星是南天的天體，在北方難以看到，在南方低緯度的地方則較易看到，這與天下太平並沒甚麼關係，純粹是天文學的原理。

康熙與西方科學的牽絆還不止於此，原來康熙40歲時曾身患重症，最後幸得傳教士以西方醫學治好。

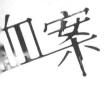

病危的康熙

話說他患病那年天氣特別熱,蚊蟲很多。向來身體強壯的康熙突然出現發冷、高燒及出汗的症狀,忽冷忽熱,非常痛苦。雖然史書沒有明確記載,但這些症狀很有可能每隔48或72小時就發作一次。

假如你對醫學有基本的認識,可能已經猜想到康熙是患了瘧疾(malaria)。

瘧疾是一種透過瘧蚊傳播的熱帶病,由一種單細胞寄生蟲瘧原蟲(*Plasmodium*)引起。瘧原蟲可以再細分為惡性瘧原蟲(*Plasmodium falciparum*)、間日瘧原蟲(*Plasmodium vivax*)、卵形瘧原蟲(*Plasmodium ovale*)、三日瘧原蟲(*Plasmodium malariae*)及諾氏瘧原蟲(*Plasmodium knowlesi*)等五個品種,其中最為可怕的是惡性瘧原蟲,因為牠會感染年輕的紅血球,往往令血寄生蟲量非常高。如果不及早治療,病人會有死亡的風險。

瘧原蟲經過蚊子進入患者的身體後,會經歷一個很複雜的生命週期(背誦這複雜的生命週期是很多醫學生的惡夢)。不過簡單來說,牠們會進入紅血球及肝細胞。各種品種的瘧原蟲在紅血球內

進行的無性分裂之生殖週期有異，當牠們發展到適當的階段時，就會令紅血球破裂，再感染其他細胞，並且不斷循環運作，因此導致患者反覆發冷之後又發熱出汗的症狀。發作的間隔時間因不同的品種而異，一般來說，間日瘧及卵型瘧均為 48 小時，三日瘧為 72 小時，惡性瘧則不規則。

除了剛才提及的發冷、高燒及出汗外，瘧疾患者還可以有頭痛、肌肉痛、關節痛、噁心、嘔吐和疲倦等症狀。

在康熙的年代並沒有診斷瘧疾的化驗技術，因此診斷完全依靠臨床的病徵。直到法國醫生拉韋朗（Alphonse Laveran）在 1880 年以顯微鏡發現引起瘧疾的元兇瘧原蟲後，醫學界才開始以顯微鏡來診斷瘧疾。拉韋朗也因他的發現而於 1907 年獲得了諾貝爾生理學或醫學獎。直到現在，顯微鏡技術仍是診斷瘧疾的主要工具。因為瘧原蟲會入侵紅血球，要診斷就必須以顯微鏡細心地觀察紅血球。因為這原因，診斷瘧疾的工作一般都是由血液化驗室的化驗師與病理科醫生負責。

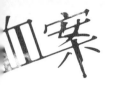

　　化驗師與病理科醫生需要憑著形態分析分辨瘧原蟲的不同品種。如下圖中的周邊血液抹片是來自一名被惡性瘧原蟲感染的病人，大家可以見到紅血球中呈現著一個幼環形，並有兩個深紫色的染色質點（chromatin dot），恍似有兩顆鑽石的戒指。那就是惡性瘧原蟲的滋養體（trophozoite，其中一個瘧原蟲的形態）。

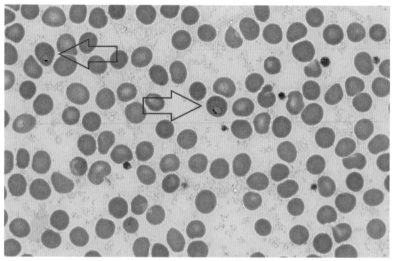

圖 3.4.1　患上惡性瘧原蟲感染的病人，箭頭標示著被瘧原蟲感染的紅血球

　　粗略介紹過有關瘧疾的基本科學後，以下我們繼續康熙的故事。

眼看皇帝命在旦夕，宮廷的御醫都手足無措，他們試用了不同的藥方，甚至向民間廣求秘方，但都沒有效果。就在此時，兩名法國傳教士張誠（Jean-Francois Gerbillon）及白晉（Joachim Bouvet）晉見，他們為皇帝呈上金雞納樹（*Cinchona*）樹皮磨成的粉，這是歐洲常用來治療瘧疾的藥物。

御醫本來堅決反對皇帝服用西藥，覺得西藥不安全，而且傳教士又不是大夫，他們的醫學並不可信。不過康熙病情一直沒有好轉，最後他決定先讓下屬試藥證明藥物無毒，之後自己才服下這些藥物。藥物的效果極為理想，康熙的症狀逐漸減輕，很快就再沒有發冷及發熱。康熙自己也難以相信金雞納樹樹皮竟然可以如此輕易地擊退中藥完全束手無策的頑疾。

為了感謝傳教士的救命之恩，康熙便把皇城西安門內蠶池口一帶的一塊地皮賞賜給他們。傳教士們就在獲賜的地皮上興建了救世堂教堂，這所教堂便是今天西什庫教堂的前身。

神奇的靈藥──金雞納樹

為何金雞納樹可以治好康熙？

金雞納樹原產於南美洲。印第安人早就知道金雞納樹皮可以治

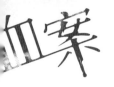

瘧疾。相傳西班牙的金雞納伯爵（Conde de Chinchón）夫人到達南美洲之後反覆發熱，懷疑患上瘧疾，原住民女僕就利用金雞納樹皮這種傳統印第安藥物治好了伯爵夫人。歐洲人自此認識到金雞納樹的療效，並以伯爵夫人為這種樹木命名。

1820年，法國化學家佩爾蒂埃（Pierre Pelletier）及卡文圖（Joseph Caventou）從金雞納樹中提取出有效成份奎寧（quinine），又叫金雞納霜[1]。這是世上第一種抗瘧藥物，也是世上第一種可以醫治感染的藥物，比盤尼西林早了百多年。

19世紀是歐洲人大幅擴展殖民地的時代，但他們所佔據的殖民地大多在非洲或亞洲，這些地方都有一個共同特徵，就是蚊患嚴重，瘧疾很流行。金雞納樹因此成了歐洲人維持殖民地統治的重要物資。不過金雞納樹很罕有，且只在南美生長，所以供應很短缺。歐洲人於是把樹苗走私到亞洲殖民地栽種，其中以荷蘭在爪哇栽種的金雞納樹最為成功，曾經佔了世界出口量的九成。

第二次世界大戰期間，日本佔領了爪哇，嚴重影響奎寧的供應，人們開始急著尋找奎寧的替代品。

其實，德國拜爾公司早在1934年研發出一種人工合成的抗瘧

---

[1] 奎寧抗瘧的藥理不明。其中一個猜想是奎寧可以干擾瘧原蟲分解血紅蛋白的能力。

藥物氯化奎寧（chloroquine），這是一種化學結構與奎寧相似的化學物質。不過後來人體試驗發現毒性太強，所以沒有進一步推廣。第二次世界大戰期間，德國的非洲軍團使用了一種改良自氯化奎寧的藥物。非洲軍團戰敗後，藥物落入美國手上。美國於是開始研究利用氯化奎寧作為抗瘧藥。1947 年，美國藥廠開始生產氯化奎寧，是世界上第一種大眾化的抗瘧藥物。自此之後，市場對金雞納樹的需求就急速下降。

有趣的是，氯化奎寧本來是一種老舊的藥物，但近來再度火熱起來，被媒體廣泛報道。事緣 2020 年初，2019 冠狀病毒病（coronavirus disease 2019，簡稱 COVID-19）剛出現不久，疫情正開始由中國蔓延至世界各地，造成嚴重死傷。當時大家對病毒的認識不深，然而有一些初步的數據顯示氯化奎寧及另一款近似的藥物羥氯奎寧（hydroxychloroquine）或可治療 2019 冠狀病毒病。當時的美國總統特朗普（Donald Trump）更指自己服用羥氯奎寧來以預防罹患新型冠狀病毒，令到這種舊藥突然地掀起了熱潮。不過可惜的是，世界衛生組織綜合了 30 個有關羥氯奎寧的試驗結果，當中包括了共超過一萬位 2019 冠狀病毒病的患者，得出的結論是羥氯奎寧並不能減低患者的死亡率或需要使用人工呼吸機的比率，反而增加了心律不正、腎功能受損、肝功能受損的風險，所以世界衛生組織並不建議使用羥氯奎寧治療或預防 2019 冠狀病毒病。

檔案三

血液與傳染病

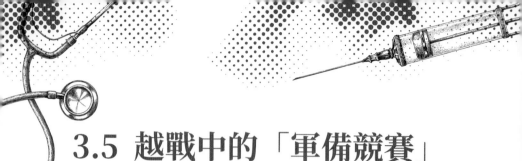

3.5 越戰中的「軍備競賽」

瘧疾是一種重要的傳染病，它甚至影響了人類的戰爭史。

歷史上不同的戰爭中，瘧疾都是一個重要的影響因素。例如在第一次世界大戰中，瘧疾在馬其頓、鄂圖曼帝國、美索不達米亞、巴勒斯坦及東非戰線都造成大量死傷。其中在馬其頓戰線中，同盟國派去的約 25 萬人中，竟然有近四分之一人感染了瘧疾。瘧疾所造成的死傷遠高於實際戰鬥中的傷亡人數。整場第一次世界大戰中，感染瘧疾的軍事人員高達 150 萬人。在第二次世界大戰中，瘧疾嚴重地影響了在南太平洋地區作戰的美軍。據統計，約有 50 萬美軍在該地區感染瘧疾。盟軍在 1943 年開始進攻意大利，為了阻擋盟軍的進擊，納粹德軍甚至刻意排出水壩中的水製造沼澤，令蚊子大量繁殖，以傳播瘧疾。這戰略造成大量軍隊甚至是平民的傷亡。

我們今次將集中討論越戰中的瘧疾。

越戰與瘧疾

越南原為法國殖民地。1954 年，日內瓦會議決議法國撤出越南，並沿北緯十七度把越南分為南北兩部，南部後來成為了由吳廷琰領導的越南共和國（簡稱南越），北部則是由共產黨胡志明統治的越南民主共和國（簡稱北越）。北越不斷派遣軍事人員南下嘗試以武裝推翻南越政府。1960 年，南越的共產勢力組成了「越南南方民族解放陣線」，以游擊戰的方式抗衡南越。當時世界正值冷戰高峰，全球的共產與反共陣營分別支持北越和南越以相互抗衡。反共陣營中，以美國投入的兵力最多。

越南位於熱帶地區，有大量的叢林，是蚊患非常嚴重的地方，瘧疾自然也是相當流行。瘧疾對北越及美國的士兵都造成很重大的影響。更要命的是，越南地區流行的瘧疾有不少已對舊有的抗瘧疾藥物呈抗藥性。有部分受感染的士兵甚至出現腦型瘧疾（cerebral malaria），即瘧原蟲入侵腦部。這是惡性瘧疾最嚴重的一種併發症，容易造成死亡。

為了抵禦瘧疾，交戰雙方進行了一場另類的軍備競賽，就是研發新的抗瘧疾藥物。

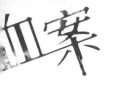

另類軍備競賽 —— 資本陣營篇

先從資本主義的一方談起。美國軍方的華特里德陸軍研究所（Walter Reed Army Institute of Research）於 1963 至 1976 年間展開了抗瘧疾藥物的研究。這是當時史上最大的一項藥物研究計劃，美國政府投入大量的資源支援這研究計劃，而且很多政府、學術及商業機構都參與了計劃。研究所篩選超過 25 萬種化學物質，並測試它們是否適合用作抗瘧疾藥物。這是一個大得令人咋舌的數字，不過最終皇天不負有心人，研究人員發現編號 142900 的化學物抗瘧疾效果良好。之後這藥物被命名為美爾奎寧（mefloquine）。

可是，這新藥物未趕及投入戰場，戰爭就已經完結了。

既然這藥物已無法用於戰場上，那自然就應該投入市場，供平民使用。由於美國國會限制了軍方把研究成果用於商業用途，於是軍方就與藥廠合作，把所有第一期及第二期的臨時動議數據全都傳遞給羅氏藥廠（Hoffmann-La Roche）及史克藥廠（Smith Kline）以繼續研發藥物。藥物最終在 1980 年代中期正式投入市場，開始被應用。

美爾奎寧可以預防與治療對氯化奎寧（hydroxychloroquine）有抗藥性的瘧原蟲。它是應對瘧疾的重要藥物，並已被列名於世界衛生組織基本藥物標準清單中，為基礎公衛體系必備藥物之一。當遊客出國前往非洲、東南亞、南美洲雨林及南太平洋島嶼等瘧原蟲對氯化奎寧有抗藥性的地區，就可以選擇服用美爾奎寧做預防。另外，美爾奎寧可配合青蒿琥酯（artesunate）治療瘧疾。不過由於抗藥性的關係，一般醫生都不建議單以美爾奎寧作治療，而要混合其他藥物一起使用。

但是，美爾奎寧的副作用較嚴重，包括噁心、頭暈、腸胃不適、抽筋，甚至憂鬱、幻覺及焦慮等精神相關症狀，所以這藥物的安全性受到廣泛的關注，用時必須非常小心。

另類軍備競賽 —— 共產陣營篇

相比美軍，越共部隊遇到的瘧疾問題可能更為嚴重。越共擅於躲在叢林中與美軍打游擊戰，但叢林正是瘧蚊最常出現的地方。美軍能大量採購價格昂貴的抗瘧疾藥物，但越共部隊資源不夠，不能這樣做。因此，瘧疾嚴重地打擊了越共部隊，在叢林地帶運輸物資的後勤部隊損失尤為慘重。

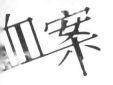

北越並不擅長科學研究，於是只好向同一陣營的中國求援。

當時中國正值文化大革命，科學家等知識分子被瘋狂批鬥。幸好，抗美援越這種意識形態很合毛澤東的心水，於是他親自下令召集頂尖的科學家進行研究計劃，這研究才得以進行。

這個計劃的代號為「523」，共有500多名科學家參與，以測試化合物及分析中草藥的方法尋找藥物。北京中醫研究院亦加入了該研究計劃，並由屠呦呦擔任研究組長。

屠呦呦的研究組於二千多種中藥材中提取出約400種抗瘧藥方。他們翻查古書，發現《肘後備急方》最早記載了青蒿有治瘧的效果，而李時珍的《本草綱目》也詳細而明確地記載了青蒿的藥用價值。

通過大量實驗，研究組發現青蒿的近親黃花蒿的提取物能抑制瘧原蟲，有良好的抗瘧效果。有趣的是，常被古醫書記載的青蒿卻沒有這效果。這可能是因為當年的古醫書編著者受限於當時的植物學知識，不能正確地把植物分類，最終造成了植物名稱不統一的現象。儘管如此，經黃花蒿提取的物質卻仍被命名為「青蒿素」（artemisinin）。

不過，當時研究組仍未知道青蒿素的成份，也沒有有效的方法提取青蒿素。他們知道黃花蒿具有藥效，但藥效非常不穩定，他們必須尋找方法在黃花蒿複雜的成份中提取出青蒿素。屠呦呦並非首位發現黃花蒿能治療瘧疾的人，不過她卻最早成功地從複雜的化學成份中提取出青蒿素。

屠呦呦的靈感來自於《肘後備急方》的古方。入面有記錄「青蒿一握，以水二升漬，絞取之，盡服之」，意思是取一把青蒿，用水浸泡，然後搗碎絞取汁，盡量一次服用完畢。換言之，煎藥方式並不是最常見的煮，而是浸泡。屠呦呦於是想到，高溫可能會影響青蒿素的提取，於是改用沸點較低的乙醚來提取青蒿素，並最終成功了。

我們不清楚青蒿素最終有沒有在越南戰場中使用，但屠呦呦及其團隊的研究成果於計劃開始的十年後才在學術文獻中出版。

青蒿素是一種口服藥物。1977 年，中國的科學家劉旭又合成了一種青蒿素的衍生物──青蒿琥酯。青蒿琥酯可溶於水，因此可以用於靜脈注射，令其使用更加方便。

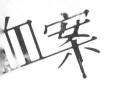

　　青蒿素及其衍生物青蒿琥酯是現今所有藥物中起效最快的抗惡性瘧原蟲瘧疾藥，而且大部分的瘧原蟲都沒有對青蒿素出現抗藥性。另外，青蒿素及青蒿琥酯是很安全的藥物，不容易引起嚴重的副作用。

　　由於屠呦呦對青蒿素研究的貢獻，她於 2015 年獲得了諾貝爾生理學或醫學獎，亦成為了現時為止唯一一位獲得諾貝爾科學獎的中華人民共和國公民。

　　雖然青蒿素及其衍生物的抗瘧效果極佳，但世界衛生組織的指引明確指出不要單獨使用青蒿素進行治療，因為有研究顯示這會增加瘧原蟲出現抗藥性的風險，所以世界衛生組織建議使用包括青蒿素在內的多藥聯合療法治療瘧疾，這樣不但有很好的治療效果，也可以減少抗藥性的問題。多藥聯合療法的其中一個常用組合就是混合青蒿琥酯及美爾奎寧。現今有效的抗瘧疾藥物組合竟是混合了越戰中兩個敵對陣營的研究成果，真的非常具有戲劇性。

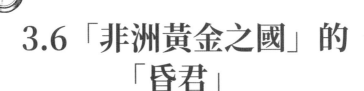

3.6 「非洲黃金之國」的 「昏君」

馬里帝國（Mali Empire）是西非中世紀時一個強大的伊斯蘭教帝國。馬里帝國地大物博，版圖橫跨了今天的尼日爾、塞內加爾、毛里塔尼亞、馬里、布基納法索、贊比亞、幾內亞比紹、幾內亞及科特迪瓦。帝國在高峰時期積累了大量的黃金，其富裕程度令人咋舌，因此有「非洲黃金之國」的美譽。

這帝國有多富裕？帝國高峰時期的君主曼薩·穆薩（Mansa Musa）被 money.com 網站評為人類史上最富有的人，他被網站形容是「比任何人所能形容的更富有」（richer than anyone could describe）。給大家一個參考，被評為人類史上第二富有的是羅馬奧古斯都大帝（Augustus Caesar），網站估算他的財富約相等於當今的 4.6 萬億美元。而在福布斯 2021 全球富豪榜排行第一的亞馬遜集團創辦人貝索斯（Jeff Bezos）則有 1,770 億美元的財富。大家可以以此標準來做參考。可以肯定的是，曼薩·穆薩的財產一定比大家熟悉的富豪貝索斯、馬斯克（Elon Musk）、蓋茲（Bill Gates）、巴菲特（Warren E. Buffett）及朱克伯格（Mark Zuckerberg）加起來的財產還要多很多很多倍。

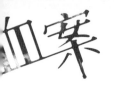

所謂「有錢就是任性」，曼薩‧穆薩為了顯示其財富，曾試過舉行一次豪華的朝聖之旅。據說，他率領 6 萬人離開馬里。車隊不僅包括整個皇室，還帶著官員、士兵及 12,000 名奴隸，而且人人都手持黃金。隊伍中的 100 頭駱駝，每頭載著數百磅純金。曼薩‧穆薩非常慷慨，每到一個地方就把黃金送給平民。可惜他「好心做壞事」，由於他送出去的黃金太多了，導致黃金價格暴跌，給埃及經濟帶來沉重打擊。美國技術公司 SmartAsset.com 估計，曼薩‧穆薩的送金行為令黃金貶值，給整個中東造成 15 億美元的經濟損失。這個人竟然富有到單是慷慨施捨財富都足以摧毀一個國家的經濟，真是絕非常人能夠理解的概念。

「昏君」馬利‧賈塔二世

一剎那的光輝並不代表永恆，風光的馬里帝國都有沒落的時候。它的沒落與君主馬利‧賈塔二世（Mari Jata II）有著密不可分的關係。馬利‧賈塔二世是一名殘暴的君王，令人民受盡苦難。他破壞了舊有的政府運作，並把王國的財富都耗盡，王國從此由盛轉衰。

馬利‧賈塔二世是一名「昏君」。一般談到「昏君」，我們都是指昏庸無能的君主。在這意義上，馬利‧賈塔二世當然絕對「稱

職」。但更富戲劇性的是，馬利・賈塔二世晚年時的確處於名副其實的昏睡狀態，並昏睡了兩年後才過身。

馬利・賈塔二世為何會這樣昏睡呢？一般史學家相信他是患上了惡名昭彰的非洲昏睡症（African sleeping disease）。這是人類史上最早被記載的非洲昏睡症案例之一。

非洲昏睡症是一種在非洲流行的傳染病，由布氏錐蟲（*Trypanosoma brucei*）所引起。這種寄生蟲由采采蠅（tsetse fly）傳播。布氏錐蟲雖小，殺傷力卻非常驚人，並會入侵腦部，破壞醒睡週期調控，令病人長期有渴睡的感覺。

非洲昏睡症在臨床上可以分為兩個階段。第一階段，錐蟲在皮下組織、血液和淋巴中繁殖，這階段稱為「血液淋巴期」。症狀包括發燒、淋巴結腫大及頭痛。第二階段，寄生蟲穿過血腦屏障感染中樞神經系統，這階段稱為「神經期」。病人慢慢出現行為改變、神智不清，癲癇、嗜睡等症狀，最後昏睡不醒而死。

周邊血液抹片檢查是診斷非洲昏睡症的重要工具。後頁圖片就是一名非洲昏睡症患者的周邊血液抹片。大家可以見到錐蟲帶有鞭毛，大小約與兩顆紅血球相約。

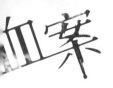

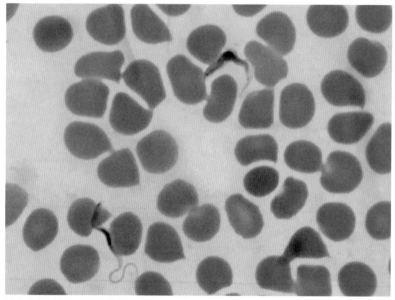

圖 3.6.1 非洲昏睡症患者的周邊血液抹片

除了周邊血液抹片外，另一個重要的診斷工具是透過腰椎穿刺（lumbar puncture）取得腦脊髓液（cerebrospinal fluid），檢查錐蟲有否入侵神經系統。

殖民者的惡夢

馬里帝國最終都避不開時代巨輪的淘汰，在約 1600 年滅亡。馬里帝國原有的領土後來被法國殖民者統治。事實上，在 18 世紀末，接近整個非洲都被歐洲殖民者瓜分。

殖民雖然為歐洲各國帶來了榮耀及財富，但其實殖民者的生活也不好過，因為他們往往受到非洲昏睡症的迎頭痛擊。僅僅在1896 至 1906 年間，英國殖民地烏干達就有 25 萬人死於非洲昏睡症，而在剛果盆地的死亡人數更超過 50 萬。非洲昏睡症簡直令殖民者聞風喪膽。

這個死亡數字已經大得足以影響英國的殖民統治，但英國政府當然不會坐以待斃，他們嘗試以現代科學征服這種古老的傳染病。政府派出一支由科學家和醫生組成的遠征隊，尋找非洲昏睡症病因。當中的蘇格蘭醫生大衛·布魯斯（David Bruce）曾經研究過一種名叫「那加那病」（nagana）的家畜疾病。他發現患病的家畜都被采采蠅咬過，並且在患病動物的血液中發現到錐蟲。他很快就意識到家畜所患的「那加那病」與人類非洲昏睡症病徵相似。最後他更證實兩者根本是同一種疾病，均是由同一種錐蟲引起的神經性傳染病。為了紀念布魯斯的貢獻，醫學界就把他發現的錐蟲命名為布氏錐蟲。

因著這研究結果，各國開始以消滅采采蠅來控制疫情[1]。到了近代，各國政府及不同的國際機構共同合作，令控制更見成效。世界衛生組織估計，按照現時的進度，人類有可能完全消滅非洲昏睡症。世界衛生組織暫時的目標是在 2030 年前消滅非洲昏睡症。

---

[1] 當年是沒有藥物治療。現在即使已有藥物治療，但控制疫情的最好方法依然是消滅采采蠅。

檔案三
血液與傳染病

其他與血液學相關的疾病

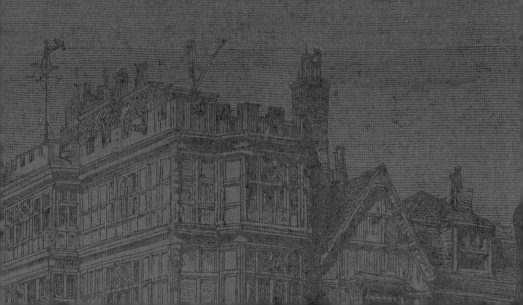

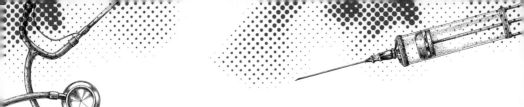

4.1 悲慘的蘇格蘭女王

大家到訪過位於英國倫敦的西敏寺（Westminster Abbey）嗎？西敏寺在英國歷史上具有非常特殊的地位，這裡是王室成員接受加冕的地方，也是歷代國王、王后及很多偉人的埋葬處，包括達爾文、邱吉爾、牛頓和瓦特等。有趣的是，英國王室史上其中一對最著名的死對頭——蘇格蘭女王瑪麗一世及英格蘭女王伊利沙伯一世最後都被共同葬於西敏寺內，相隔只有數呎的距離。

瑪麗女王的悲慘一生

女王瑪麗一世（Mary I）是眾多蘇格蘭君王中最為人熟悉的一位，但她的名氣並不是來自功績，而是因為她充滿悲劇色彩的一生。

瑪麗生於 1542 年，出生六天後父親詹姆士五世就過身了。她九個月大的時候就被加冕為女王。為了政治原因，蘇格蘭與法國簽署了婚約，讓瑪麗女王與法國王儲弗朗索瓦（François II）成婚。瑪麗女王的童年都在法國度過。她 16 歲那年成為法國王后，年僅 18 歲丈夫就過身。離鄉多年的瑪麗決定回到蘇格蘭，重掌王權。

但當時瑪麗的表姑英格蘭女王伊利沙伯一世對蘇格蘭虎視眈眈，一直視瑪麗為眼中釘。伊利沙伯女王為何如此憎恨與害怕瑪麗呢？一來瑪麗的祖母是伊利沙伯父親亨利八世的姊姊，因此她在血緣上有繼承王位的資格。二來是宗教的原因。須知道當年大家都把宗教看得很重，瑪麗信奉天主教，伊利沙伯則信奉新教，羅馬教庭因此認為瑪麗較為正統，間接對伊利沙伯造成威脅。

瑪麗之後嫁給同時有英格蘭和蘇格蘭皇室血統的達恩利勳爵（Henry Stuart, Lord Darnley），但與丈夫關係很差。達恩利勳爵後來於其別墅的一場爆炸中身亡，瑪麗不但沒有顯露出悲傷，更很快便與伯思維爾伯爵四世（4th Earl of Bothwell）再結婚。蘇格蘭的貴族與人民覺得非常不滿，覺得瑪麗不貞，甚至懷疑達恩利勳爵是瑪麗所殺的。貴族與人民開始起兵反抗，並把瑪麗囚禁起來。瑪麗最後只好偷偷地逃到英格蘭，投靠伊利沙伯女王。

伊利沙伯女王當然不會給瑪麗好過，瑪麗一到達英格蘭就被伊利沙伯軟禁，一禁就是18年。最後伊利沙伯更以謀反罪名處死了瑪麗。諷刺的是，伊利沙伯終身不嫁，沒有子嗣，過身後竟將王位傳給了瑪麗的兒子詹姆士。

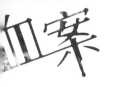

年少時的怪病

　　史學家除了對瑪麗女王的政治生涯與情史相當熟悉外，也對她的病歷瞭如指掌，尤其是她童年時住在法國的情況。這主要是因為蘇格蘭的大使需要把瑪麗的健康狀況記錄並匯報給蘇格蘭。我們知道瑪麗曾在約13歲時患上一種急性傳染病，可能是瘧疾甚至是天花。除此之外，瑪麗在青少年的時候也患上另一種怪病，病徵包括失去胃口、體重下降、嘔吐、虛弱、呼吸困難等。當時的醫生並不知道她所患何病，不過根據病史來看，今天的醫學專家及史學家普遍相信瑪麗是患有厭食症（雖然亦有人認為她患上紫質症）。加拿大皇后大學（Queen's University）的麥克雪利（James McSherry）醫生就曾於1985年的《蘇格蘭醫學期刊》（*Scottish Medical Journal*）刊登了一篇分析瑪麗所患疾病的文章。

　　厭食症的正式醫學名稱是神經性厭食症（anorexia nervosa）。這是一種精神性的飲食失調，於年輕女性中最為常見。主要症狀是過度在意體重、體態和飲食，害怕體重增加，非常渴望變瘦。厭食症患者會限制自己進食，並過度進行運動，引致體重過輕及營養不良。瑪麗青少年時病發，與今天我們對這疾病的認知吻合。而且根據記載，瑪麗生病期間仍然經常進行劇烈運動，例如騎馬與跳舞，這也是厭食症患者常出現的情況。

　　厭食症雖然是一個精神疾病,但因為患者的營養不夠,因此常會出現各式各樣的併發症,包括骨質疏鬆症、免疫功能降低、心臟損傷、月經週期停止等。根據歷史文獻記載,瑪麗下嫁給第一任丈夫弗朗索瓦後曾有一段時間穿著孕婦裝,但弗朗索瓦有生殖器官的異常,因此一般認為他無法生育。那瑪麗為何穿著孕婦裝呢?有學者推測也許瑪麗因厭食症而經期停止,令她以為自己懷孕。

　　除了剛才提及的併發症外,各位聰明的讀者大概已經猜到,厭食症當然亦會引致血液的症狀。

　　厭食症患者常有血小板及嗜中性白血球數量低下,且會出現棘狀紅細胞(acanthocytes)。棘狀紅細胞乃海膽狀般的紅血球。根據定義,這種紅血球的表面上有 2 至 20 個不規則的凸出。厭食症的患者為何有這種特別的紅血球呢?其實成因尚未完全清楚,但普遍相信與膽固醇代謝出現問題有關。膽固醇是構成紅血球膜的重要物質,假如紅血球膜上的膽固醇與磷脂質比例上升,紅血球就會變成棘狀。

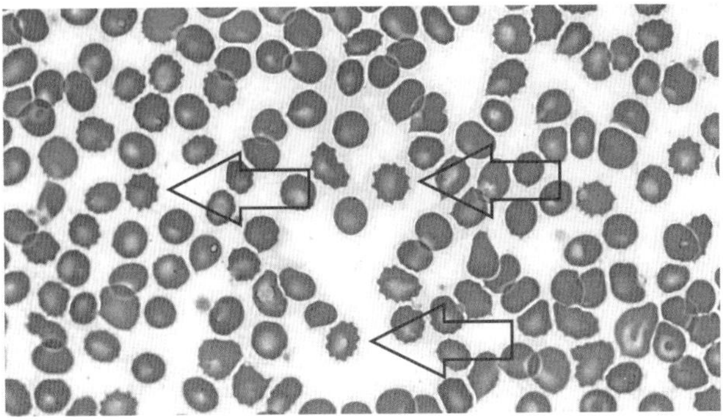

圖 4.1.1　周邊血液抹片中有大量像海膽般的棘狀紅細胞

檔案四

其他與血液學
相關的疾病

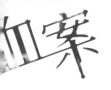

至於骨髓方面，患者常有細胞減少（hypocellular）及膠態轉形（gelatinous transformation）的情況。膠態轉形是一種由於脂肪細胞減少引起的病理學現象，骨髓會積累透明質酸（hyaluronic acid），看起來就像被一層紫藍色的薄膜覆蓋著。這層透明質酸更可以被艾爾遜藍（Alcian blue）染色劑染成藍色，這是一種重要的化驗技巧，可以幫助病理學醫生辨認膠態轉形。

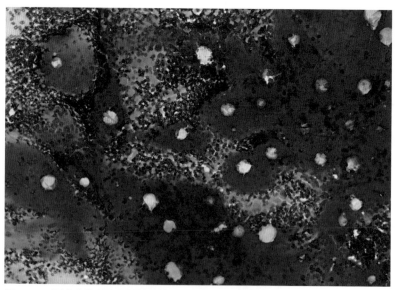

圖 4.1.2　厭食症患者的骨髓抽吸抹片，骨髓出現了膠態轉形的現象

厭食症是一個可以致命的精神疾病，每年的死亡率高達 0.56%。研究顯示，厭食症的患者中只有一半會完全康復，三分之一會隨時間好轉，最後有 20% 會有慢性的厭食症。瑪麗似乎是屬

於較為幸運的一群,在瑪麗長大後,史書就沒有再記載過她有厭食症的症狀。

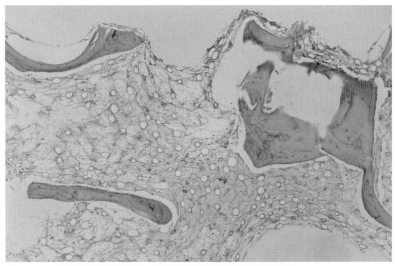

圖 4.1.3　被艾爾遜藍染劑染色的厭食症患者骨髓環鑽活檢切片

厭食症雖然在 19 世紀才被醫學界接受並歸類為疾病,但其實翻看史書,我們可以發現很多歷史人物都有類似厭食症的症狀。除了瑪麗女王之外,另一著名的疑似患者是天主教的聖女聖加大利納(St. Catherine of Siena),她生於中世紀,當時流行以禁食的方式表達虔誠,這個習俗可能令聖加大利納在心理上對食物產生抗拒,並且討厭飽滿的感覺。她的禁食非常極端,進食後會嘔吐,而且對甜味非常抗拒,這些特徵都與厭食症吻合。極端禁食令她的身體非常虛弱,令教會當局很擔心她的身體,教會甚至叫她多祈禱好讓自己可以再次進食。

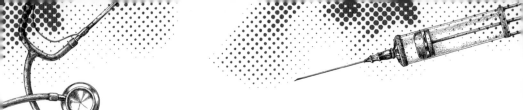

4.2 高溫燒滾了我一切

納撒尼爾・格林（Nathanael Greene）是美國獨立戰爭中大陸軍的重要將領。他最著名的事跡莫過於指揮南方軍隊痛擊英軍，令大陸軍最後在約克敦戰役中獲勝，徹底奠定了美國獨立戰爭的局勢。

在獨立戰爭結束後，格林的聲名大噪。以他的資歷，本可加入政府，成為高官，但他卻不為名利所吸引，選擇低調生活，退隱田園，到喬治亞州的種植園務農度日。

戰爭過後，他本打算安享晚年。殊不知，意想不到的不幸事件竟然降臨到他的身上。1786 年 6 月 12 日，格林在自己的種植園內不幸中暑，並於數日後死亡。這位德高望重的名將過身令當時很多美國人都惋惜不已，美國更有多座市鎮以格林為名，以作紀念。

身為美國獨立戰爭的名將，格林理應有著強健的體魄。他竟然就這樣喪命於高溫之下，令人非常錯愕。

致命的高溫

究竟高溫有何可怕？它又是如何奪人性命呢？在討論高溫的可怕之處前，史丹福想先為大家定義清楚兩個不同的醫學概念——熱衰竭（heat exhaustion）與中暑（heat stroke）。

熱衰竭是指在高溫的環境下，身體持續流汗，並流失大量的水分與電解質。病人因而出現輕微休克及脫水。熱衰竭的病徵包括皮膚濕冷、心跳加快、全身虛弱無力、噁心、頭暈、抽筋等，不過病人的意識仍屬清醒。這時病人身體仍然有足夠的能力控制體溫，體溫只會輕微上升。

相較之下，中暑是一個更為嚴重的狀況。中暑與熱衰竭的最大反別在於中暑病人已再無法透過流汗等生理機制調節體溫，身體不再流汗，皮膚變得又乾又熱，體溫持續上升，一般會高於攝氏 40 度。

格林當年就正正出現了這情況。在如此高溫下，他身體的多個器官及系統都會失調。他的中樞神經系統失調令他神智不清甚至昏迷。格林的心臟也可能因高溫而有心律不正及心臟衰竭的問題。格林的肌肉在高溫下也會壞死，並釋放出肌球蛋白（myoglobin）或其他有害物質，循環到全身，進而造成腎臟組織的破壞，引起急性腎衰竭。這情況叫做橫紋肌溶解症（rhabdomyolysis）。最終，格林很可能因此死於多重器官衰竭。

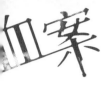

高溫下的血液

高溫可以影響身體多個器官與組織，貫通全身的血液當然亦難逃一劫。

高溫症的病人常有低血小板的情況，病人的凝血系統亦會失調，並出現瀰漫性血管內凝血（disseminated intravascular coagulation，簡稱 DIC）。

不過更為有趣的是，高溫可以引起一種非常特殊的血液形態轉變。假如我們能夠「超時空」地回到過去，為中暑的格林進行周邊血液抹片檢查，我們大概會見到下方圖片中的細胞樣子。

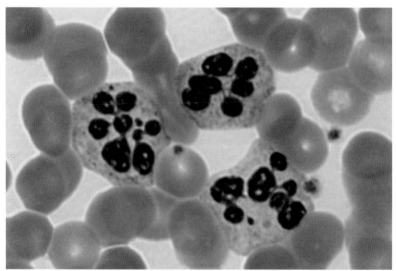

圖 4.2.1　中暑病人的周邊血液抹片

大家有沒有留意到嗜中性白血球出現多葉且形態奇怪的細胞核？大家覺得它們像不像提子呢？這種形狀稱為「提子狀」（boytroid）細胞核。

當病人體溫超過攝氏40度時，嗜中性白血球便可能出現這種特別的形態轉變。這種形態轉變的原因未明，但相信可能是凋亡（apoptosis）前的變化。除了中暑外，感染、腦幹中風、可卡因及某些麻醉藥引起的高溫症都可以引起嗜中性白血球「提子狀」細胞核。

除了嗜中性白血球外，高溫症病人的淋巴球（lymphocytes）及單核球（monocytes）都會有特別的形態轉變，細胞核變成分葉狀。

史丹福遇見過一個高溫症的病例，病人的細胞形態轉變非常突出，除了嗜中性白血球外，連嗜酸性白血球（eosinophils）及嗜鹼性白血球（basophils）都出現提子狀的細胞核。這個形態變化非常罕見，似乎並未有其他病例報告描述過。

拯救格林

如果當年有人及早發現中暑的格林，他或許有機會活命。拯救他的方法是迅速把他移往陰涼及空氣流通處，並鬆開他的衣服，用水擦拭他的身體及為他搧風。如果情況許可的話，亦可使用冰敷於他的腋下與大腿內側。如果格林清醒的話，可考慮給予含有電解質的飲品。這樣也許就可以拯救到格林這位美國的開國英雄。

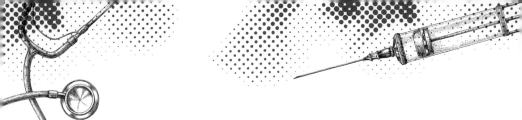

4.3 把希特拉擊倒的毒氣

　　許多年後，當希特拉登上德國的權力高峰時，他便會想起他在伊普爾戰場前線被芥子氣攻擊的那個遙遠的晚上。

第一次世界大戰中的希特拉

　　眾所周知，希特拉在第二次世界大戰時是納粹德國的元首，但原來他早在第一次世界大戰的時候已經是狂熱的愛國分子。1914年戰爭爆發時，他就立即申請參軍。當知道申請獲批後，他形容「由於歡喜若狂，我跪在地上，衷心感謝上蒼讓我有幸生於此時」。

　　希特拉曾參與大戰中多場戰役，包括第一次及第二次伊普爾戰役、新沙佩勒戰役及索姆河戰役。希特拉在戰場上的表現甚為出色，並獲得了一級鐵十字勳章。這個勳章是很難得到的，希特勒當時僅是一名下士，但這個榮譽卻是很多比他高級的軍官都得不到。希特拉對此感到非常自豪，即使後來他成為了第三帝國的最高統治者，他仍然會在胸口佩戴這勳章。

希特拉在第一次世界大戰期間曾受過兩次重傷。第一次是在索姆河戰役中被槍彈擊中。希特拉在索姆河的傷勢一直未有定論，有些人認為他是睪丸被擊中。第二次世界大戰時，英國人為了取笑他，特意作了一首叫做《希特拉只有一顆蛋蛋》(*Hitler Has Only Got One Ball*) 的另類軍歌。

希特拉第二次受傷是在第一次大戰接近尾聲的時候，在伊普爾戰場被英軍的芥子氣攻擊。希特拉受襲時無法及時戴上防毒面具，結果毒氣攻擊了他的眼睛，令他雙目失明。他被抬到醫院接受緊急治療，經過幾個星期的療養後，眼睛才康復。但這時他卻收到一個無比沉重的消息，就是他所熱愛的祖國正式戰敗投降。

希特拉在他的自傳《我的奮鬥》(*Mein Kampf*) 中說到他在療養的醫院中萌生了他的政治思想。他覺得德國是有能力在一戰中獲勝的，只不過被人背叛了才會戰敗。他把矛頭直指猶太人，他覺得猶太人陰謀通敵，並在後方大發國難財。自此他的反猶想法越來越強烈，最後決定走上政治家之路。因此間接來說，芥子氣大大影響了歷史。如果希特拉當時沒有被芥子氣攻擊，歷史的發展有可能完全不同。

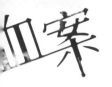

芥子氣的威力

芥子氣的毒性極強，它屬於一種糜爛性戰劑，對皮膚及黏膜有強烈的刺激作用，可以引起皮膚燒傷、出水泡，甚至潰爛。它又會破壞呼吸道的黏膜，阻礙呼吸。芥子氣也會攻擊眼睛，導致紅腫甚至失明，就如本文的主角希特拉般。

芥子氣是一種很強的烷化劑（alkylating agent），可以與脂質、蛋白質及 DNA 等生物分子反應，形成分子內或分子間的交叉鏈接（crosslinks），從而破壞身體組織。就以皮膚為例，芥子氣會攻擊角質細胞（keratinocyte），令到皮膚的表皮與真皮分離，使皮膚糜爛並生成水泡。

一次大戰的年代並不流行驗血，因此醫學界並未留意到芥子氣對血液的影響。如果當時希特拉中毒後有接受血液檢查的話，醫生可能會見到他的血細胞在急速減少，並以淋巴球（lymphocytes）的影響尤其明顯。原來芥子氣可以令 DNA 烷化，從而破壞 DNA，抑制淋巴球及其他造血細胞的複製，引發細胞凋亡（apoptosis）。

棄惡從良的芥子氣

時日如飛，到第二次世界大戰的時候，希特拉已由在戰壕中作戰的下士躍身成納粹德國的最高領袖。而芥子氣亦同樣因第二次世界大戰而重新獲得了注視。

二戰中不少參戰的國家都製造及儲存芥子氣，但從沒正式用在作戰中。這大概是因為各國都知道毒氣是一種極大殺傷力的武器，只要一開始使用，對方必然會同樣地用毒氣來還擊報復，因此大家都有所顧忌，不敢打開這個「潘朵拉的盒子」。

1943 年，納粹德國派出的轟炸機空襲意大利巴里（Bari）港口的盟軍艦隻時，卻不幸意外擊沉了美國一艘正在秘密運載芥子氣的貨船，造成毒氣洩漏，最終導致大量的軍人及平民傷亡。研究人員留意到接觸過芥子氣的受害者的淋巴球大幅減少，他們的骨髓及淋巴結中的淋巴球都明顯受到抑制。科學家們於是想到，既然芥子氣可以殺死正常的淋巴性白血球，應該也可以殺死異常生長及癌化了的淋巴球吧？於是利用芥子氣製造抗癌藥物治療淋巴癌的想法就這樣誕生了。

最早對芥子氣進行抗癌研究的是美國耶魯大學的研究員吉爾曼（Alfred Gilman）及古德曼（Louis Goodman）。但畢竟芥

檔案四
其他與血液學
相關的疾病

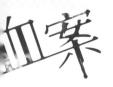

子氣是種毒氣，把它直接用作藥物是不可能的。兩位科學家於是利用一種化學特性相近的化學物質氮芥子（nitrogen mustard）作研究。參考下圖，大家可以見到氮芥子與芥子氣的分子結構非常相似，不過芥子氣中的硫原子被氮芥子中的氮原子取代。氮芥子的好處在於它是一種結晶鹽而不是氣體，所以可以輕易地溶在水中用作靜脈注射的藥物。

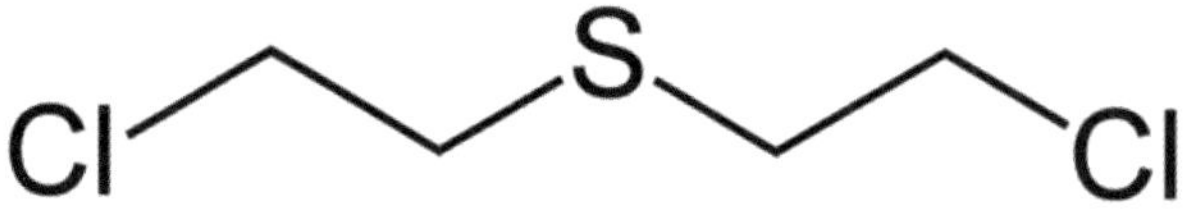

圖 4.3.1　芥子氣的化學結構式

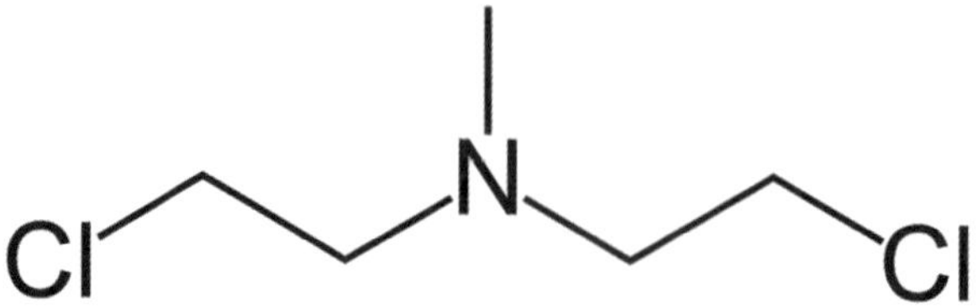

圖 4.3.2　氮芥子的化學結構式

　　吉爾曼及古德曼發現氮芥子對老鼠有療效，之後又再發現它對人類的淋巴癌亦同樣有效。這些研究結果在 1946 年發表於《科學》（*Science*）及《美國醫學會雜誌》（*Journal of the American Medical Association*）這兩份非常頂尖的期刊中。

　　英國科學家哈度（Alexander Haddow）之後再下一城，對芥子氣的化學結構做了詳細的分析，找到分子中有效的部分，也改良了芥子分子，發展出苯丁酸氮芥（chlorambucil）及威克瘤錠（melphalan）這兩種新藥物，減低毒性之餘卻又保留了療效。這兩種藥物到現在仍相當常用，並分別用於治療慢性淋巴性白血病（chronic lymphocytic leukaemia，簡稱 CLL）及多發性骨髓瘤（multiple myeloma）。

　　除此之外，科學家之後又以芥子氣的分子為基礎，再研發出其他常用的抗癌化療藥物，例如環磷酰胺（cyclophosphamide）及苯達莫司汀（bendamustine）。現時，它們主要用於低等級 B 細胞淋巴癌與慢性淋巴性白血病。

　　參考後頁圖，大家可以見到幾種化療藥物的化學結構非常相近，它們都擁有相同的有效部分（圖中被紅色方格圈著的部分）。

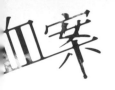

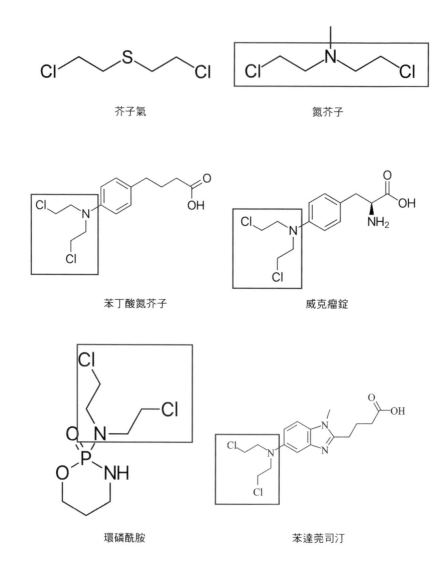

芥子氣

氮芥子

苯丁酸氮芥子

威克瘤錠

環磷酰胺

苯達莞司汀

圖 4.3.3 改良自芥子氣分子的化療藥物的化學結構式

　　芥子氣殺人如麻，甚至連後來差點侵佔了全歐洲的希特拉都險些命喪於它之下。令人聞風破膽的毒氣最後竟棄惡從良，搖身一變成為醫治血液癌症時必不可少的化療藥物，真是令人意想不到。

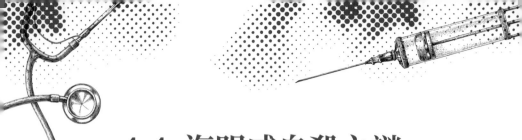

4.4 海明威自殺之謎

　　海明威（Ernest Hemingway）是美國近代最重要的作家之一，他一生創作了無數經典，包括《老人與海》、《戰地春夢》及《太陽照常升起》等。他更在 1954 年獲得了諾貝爾文學獎這項文壇的最高殊榮。海明威的筆鋒硬朗，給人「文壇硬漢」的感覺。

　　海明威的一生非常傳奇，他經歷了四段婚姻，好友嘲諷他寫一部小說就換一個太太。他經歷了兩次世界大戰，又當過戰地記者。海明威在 1939 至 1960 年期間定居於古巴，親身經歷了卡斯特羅領導的古巴革命。他生平的精彩程度根本不輸他筆下的小說。

　　雖然海明威一直都給予人頑強、不服輸的感覺，但他在 1961 年 7 月 2 日以獵槍親手終結了自己的生命。他的自殺震驚了世人，大家都對他的離世感到悲哀與惋惜。很多人都對海明威的自殺大感不解。為何他要結束自己的生命呢？

海明威的晚年

海明威雖然表面上非常風光，大家都尊敬和喜愛他，但其實他的晚年非常痛苦，並且飽受病魔的折磨。

瑞士的神經科學家迪格斯（Sebastian Dieguez）在 2010 年寫過一篇文章詳盡分析海明威的身心狀態。

海明威明顯有很多精神健康上的問題。首先，他有很強的自殺家族病史。他的父親、弟弟、妹妹及孫女都是自殺身亡。海明威又有酗酒的習慣。他的酒癮在 15 歲的時候開始。他對杯中物的喜愛可謂人盡皆知，身為大文豪的他曾經寫過：「威士忌帶我直抵宇宙的邊界，朗姆酒溫暖我胸膛，爛醉不省人事，失去的時間無法追溯，十分痛快。我的莫希托在博達吉塔，我的黛綺莉則在佛羅蒂妲。」酒精也許多少刺激了他的寫作靈感，但同時也損害了他的腦部。

海明威很可能因為戰爭的慘痛經歷而得了創傷後壓力症候群（又稱創傷後遺症，post-traumatic stress disorder，簡稱 PTSD）。在第一次世界大戰期間，海明威參加了軍隊，並被派往意大利前線擔任救護車司機。他在戰場上被炮彈擊中腿部，受了重傷。海明威在米蘭的醫院治療了 20 個月後返回美國，但從此得了

檔案四

其他與血液學
相關的疾病

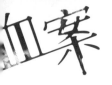

嚴重的失眠，精神飽受困擾。這情況又叫做「戰爭精神症」（war neurosis）。

海明威又患有躁鬱症（bipolar disorder）。這是一種情緒病，患者會交替出現狂躁與抑鬱的症狀。在狂躁期中，患者會感到異常開心、有活力、容易憤怒，並可能會做出不計後果的決定；在抑鬱期中，情緒低落、悲觀、對事情感到絕望，甚至有自殺念頭。海明威的晚年長期處於重度抑鬱中，並接受過多次腦電盪治療（Electro-convulsive therapy，簡稱 ECT）。

海明威的精神健康很差，生理上同樣是一團糟。他受過多次頭部創傷（有戰爭引起的創傷，也有交通意外、空難、從漁船的艦橋上墮下及意外被天窗打中），並患有高血壓、糖尿病、肝硬化及關節炎等多種慢性病。這些疾病令他飽受煎熬。

海明威可以稱得上是百病纏身，有學者就此提出一個有趣的理論。他們認為海明威大部分的疾病其實都是源於一種遺傳性的代謝及血液疾病——遺傳性血色素沉著症（hereditary haemochromatosis）。

海明威患有遺傳性血色素沉著症？

遺傳性血色素沉著症是西方頗為常見的遺傳性疾病，大約每 300 至 500 人就有一個患有此病。這疾病在亞洲人中則較為罕見。疾病由基因突變引起，最常見的是 HFE C282Y 基因突變，這突變會影響鐵質的新陳代謝，令身體大量吸收鐵質，造成鐵質過多。

正常人體的總鐵質儲存量約為 3.5 克，並主要用於製造紅血球。一般成年人每日的飲食中約有 10 至 15 毫克的鐵質，但當中只有大約 5% 至 10% 會被吸收，換言之每日吸收約 1 毫克的鐵質。正好人體每日會流失約 1 毫克的鐵質，於是身體的鐵質可以維持在一個理想的平衡中。人體體內有一個巧妙的機制，能夠利用鐵調素（hepcidin）這種賀爾蒙調節鐵質，保持鐵質含量穩定。

但引起遺傳性血色素沉著症的基因突變會打破這完美的平衡，令鐵質過量。多餘的鐵質積聚在身體不同的器官內，會毒害這些器官。

如果鐵質積聚在胰臟中，會令其無法有效製造胰島素，引發糖尿病。鐵質又可以破壞關節，引起關節炎。遺傳性血色素沉著症患者常有肝硬化，這是因為過量鐵質被積聚在肝臟中，毒害了肝臟。如果患者同時是酗酒者，他得到肝硬化的機率更加會顯著提升。遺

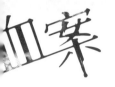

傳性血色素沉著症甚至可以令過量鐵質積存在腦內，引致記憶力衰退、情緒轉變、思覺失調、妄想等精神症狀。醫學文獻中也曾記載過遺傳性血色素沉著症引起的躁鬱症。

顯然，遺傳性血色素沉著症的確可以解釋到大部分海明威所患有的疾病。遺傳性血色素沉著症也並不是一個特別罕有的疾病，為何當年的醫生未有診斷出來呢？

首先，遺傳性血色素沉著症的患者可以有不同程度的症狀，有很多甚至完全沒有病徵。因此，當年的醫學界並未知道這疾病的普遍性，醫生的警惕度會遠低於現在的醫生。再者，當年的分子遺傳學技術並未成熟，醫學界並不認識引起遺傳性血色素沉著症的基因，亦沒有相應的分子生物學技術協助診斷疾病。

由於我們沒有海明威的基因樣本，我們已無法確認海明威是否患有此病。不過如果海明威活於現代，醫生們對遺傳性血色素沉著症的警惕度一定遠遠高於當時。醫生也許能在病發早期就懷疑此病，並進行相應的生化及分子遺傳學檢查。假如確診的話，治療方法也相當簡單，就是利用放血的方法排走身體中多餘的鐵質[1]。這位偉大的作家也許就可以免去很多身心上的折磨，亦或許不會萌生輕生的念頭。

---

[1] 若基因突變影響鐵質的新陳代謝，鐵質排走後會再次累積，因此需要定期放血。

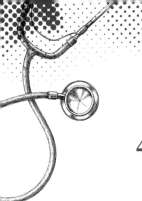
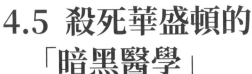

4.5 殺死華盛頓的「暗黑醫學」

喬治・華盛頓（George Washington）是美國的開國元勛及首任總統。他是位傑出的軍事領袖，帶領美國在獨立戰爭中打敗英國，令美國成功獨立。他也是位出色的政治家，曾有很多偉大的政治貢獻，例如制定《美國憲法》、建立民主法制、成立最高法院等，這些措施為美國的民主打下了堅實的基礎，使美國得以在日後成為一個令人尊敬的偉大國家。但位高權重的華盛頓並沒有貪戀權力，他在兩屆任期結束後就自願放棄權力，優雅地從權力高峰退下，成了很多當權者的榜樣。現時很多國家都效法，規定國家元首只能連任兩屆，防止獨裁者濫權。

然而，這位偉大的總統最後卻喪命於一門可怕的「暗黑醫學」之下。究竟為何如此呢？

華盛頓之死

根據華盛頓的日記，他在 1799 年 12 月 12 日騎馬巡視莊園，那天的天氣寒冷並下起雪來。兩天後，他睡醒時覺得身體不適、喉嚨痛、吞咽困難及呼吸困難。後來病情逐漸加劇，華盛頓先請管家

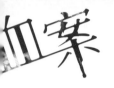

為他放血，這是當時非常流行的療法。之後三名私人醫生陸續來到，他們又繼續為華盛頓放血。在短短的 21 小時內，華盛頓共被放血四次，總血量達 2000 毫升之多，這已接近人體血液總量的三分之一甚至一半。基於華盛頓出現呼吸困難症狀，其中一名醫生提議為華盛頓進行氣管造口術（tracheostomy），即切開氣管，並置入一條氣管造口導管以保持氣管暢通，但他最終未能說服其他醫生，因此沒有嘗試這治療方法。經歷多次放血之後，華盛頓的身體變得極為衰弱，呼吸困難症狀也越來越嚴重，這一代偉人最終不治。

以現代醫學分析，華盛頓很有可能是患上急性會厭炎（acute epiglottitis）。有別於一般的上呼吸道感染，急性會厭炎是一種可以快速進展而且威脅生命的疾病。會厭（epiglottis）是喉嚨中的軟骨，負責在人們吞嚥時蓋住氣管入口，防止食物進入呼吸道。會厭直接位於氣管上方，因此它發炎腫大的話很容易就會阻塞氣道，導致呼吸困難甚至窒息。急性會厭炎由細菌感染引起，常見的成因包括 B 型流感嗜血桿菌（*Haemophilus influenzae* type B）、肺炎鏈球菌（*Streptococcus pneumoniae*）及甲類鏈球菌（group A *Streptococcus*）等。

急性會厭炎在現代主要依靠喉鏡及 X 光檢查來診斷。治療方面，除了抗生素之外，最主要的莫過於保護氣道。如果病人呼吸出現困難，就應建立人工氣道，方法包括氣管內插管（endotracheal intubation）及氣管造口術（tracheostomy）。也就是說，華盛頓其中一名醫生提出的氣管造口術的確可以拯救華盛頓，那很可能是他的唯一生機。

暗黑醫學——放血療法

至於醫生們為華盛頓進行的放血療法不但完全無助治療，甚至加速了華盛頓的死亡。

急性會厭炎是一種細菌感染，如果細菌入血的話會引起敗血症（sepsis），病人的血壓本身就可能不穩定，供應組織的血流也可能不足。如果這時候再放走血液，只會進一步影響血壓及組織的血液供應，令病況雪上加霜。

以放血療法治療感染是一種毫無醫學根據的做法，但這種暗黑療法卻有很長的時間都是歐洲的標準療法。事實上，當時無論病人患的是甚麼病，醫生都差不多必定會為病人放血。

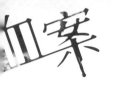

放血療法始於古希臘，當時的醫生相信疾病是由於體液失衡引起，放血可以令體液回復平衡。直到19世紀為止，放血療法在西方醫學界都非常流行。

不少歷史偉人都曾受過放血療法的苦。例如英國國王查理二世（Charles II）中風之後被放了24安士，即相當於約700毫升的血液，之後不久便過身了。著名音樂家莫札特（Wolfgang Amadeus Mozart）患上重病（學者對他所患何病到現時仍沒有共識）後，被放血至休克之後死亡，這位音樂天才逝世時只有35歲。另一位大名鼎鼎的法國軍事家拿破崙（Napoleon Bonaparte）經歷過放血治療後成功存活，不過之後也被嚇怕，慨嘆道：「醫學真是謀殺的科學」。

提起放血療法，實在不得不提另一個小故事。當年其中一個治療華盛頓的醫生叫做班傑明‧拉什（Benjamin Rush）。拉什除了醫死華盛頓外，還有另一個「偉大」的「壯舉」。1793年，美國費城爆發了可怕的黃熱病疫症。拉什是一個非常盡責的醫生，他日以繼夜，夜以繼日地為黃熱病患者治病。但奈何他的醫術實在不濟，不斷為不同的患者放血。根據後來的統計數據顯示，該場疫症中病人的死亡率是33%，但被拉什醫治過的病人的死亡率卻高達46%。也就是說，從統計數據來看，拉什不單沒有救治到病人，甚至間接害死了很多患者。

幸好隨著病理學及統計學的興起，醫學界慢慢意識到放血療法是非常荒謬的療法，現時已經非常少用。現代醫學中，只有兩種血液疾病仍然需要利用放血療法來治療，它們分別是真性紅細胞增多症（polycythaemia vera）及遺傳性血色素沉著症（hereditary haemochromatosis）。

其中的真性紅細胞增多症是一種骨髓增殖性腫瘤（myeloproliferative neoplasm），因骨髓的造血細胞突變而令到紅血球增生。太多的紅血球會增加血管栓塞的風險，因此患者需要定期放血，降低血容積。

遺傳性血色素沉著症則是一種會令身體鐵質吸收增加的遺傳性疾病，因為太多鐵質積聚在肝臟、心臟、胰臟等器官中，所以容易引起肝硬化、心臟衰竭、糖尿病等問題。患者必須定期進行放血，排走身體的鐵質，避免這些嚴重的併發症，詳細可見〈4.4 海明威自殺之謎〉。

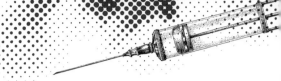

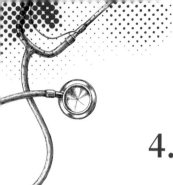

4.6 耶穌的血汗

　　大家都聽過耶穌受難的故事。耶穌與十二門徒吃完最後晚餐後，到了客西馬尼園祈禱，並在那裡被捕。耶穌在審判中被判以釘十字架的刑罰。耶穌在死前被迫背著十字架，戴上荊棘編的冠冕，被羅馬士兵鞭打。根據〈馬可福音〉的記載，耶穌在十字架上忍受六個小時之後死亡。其後，祂於死亡後的第三天復活，向門徒顯現，然後在山上升天。基督徒認為耶穌死在十字架上犧牲自己是為了救贖人類。

　　如果大家細心閱讀《聖經》的話，就會發現《聖經》對耶穌在客西馬尼園禱告時的傷痛現象有極為深刻的描述。〈路加福音〉記載了「耶穌極其傷痛，禱告更加懇切，汗珠如大血點滴在地上」。照字面的意思解釋，就是耶穌的汗水變成了血的模樣。

　　究竟流出如血一般的汗是不是一個只在《聖經》故事裡出現的神秘現象呢？醫學又能否解釋這現象？

醫學上的血汗症

英國血液學學會（British Society for Haematology）出版的 *eJHaem* 期刊在 2020 年刊登了以下一個案例：一名 22 歲女士在劇烈運動後額流出滲血的汗。病人的血液細胞、鐵質及其他生物化學的檢查都正常。病人表示因為最近疫情關係承受了很大的壓力，再加上當地「封城」措施令她需要時刻留在家中，增加了她和家人的衝突。

這現象的正式醫學名稱是血汗症（hematidrosis）。它並不是一個只在《聖經》故事裡出現的情況，而是一個真實的醫學現象。醫學界現時還未完全了解血汗症的成因，但相信是因為汗腺附近的微血管破裂，令血和汗混在一起流出。這現象大多發生在年輕的女子或兒童身上，並與壓力有密切的關係。大部分的病人都是經歷過重大的情緒創傷，或者在承受極大壓力下，突然在流汗時滲出血液。

血汗症極為罕見，所以相關的研究並不多。其中一篇在 2018 年出版的系統性文獻回顧（systemic review）發現 20 年間的文獻中有 25 個相關案例，其中 21 個都是女性。病人的年齡中位數是 13 歲，並以亞洲人居多。這些案例大多與壓力相關，例如家庭衝突或被虐待等。另外有 9 個病人同時患有精神科或情緒疾病，進一

檔案四
其他與血液學
相關的疾病

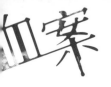

步顯示血汗症與精神狀態有很大的關係。

加拿大醫學史學家和血液學專家達芬（Jacalyn Duffin）亦寫過一篇文章回顧血汗症的歷史，她發現血汗症的早期文檔可以追溯至亞里士多德的著作。她又認為血汗症的個案也許比我們所認知的更普遍，不過也許因為這疾病帶有宗教神秘色彩，所以影響了醫生把個案報告到學術期刊的意欲，而學術期刊亦不一定肯接受這些報告。

這個病雖然很嚇人，但是並沒有致命的危險。這些個案一般都是暫時性的，治療方法大多都是紓緩壓力，再配合 β- 受體阻斷劑（beta-blocker）及抗焦慮藥物，病人過一段時間就會自行康復。

我們再回到耶穌的故事中。《聖經》描述耶穌知道自己快要被釘死於十字架上，在客西馬尼園極其傷痛。祂親自對門徒說：「我心裡甚是憂傷，幾乎要死。」耶穌那時候顯然承受著極大的精神壓力。祂出現血汗症的情況似乎也符合現代醫學對血汗症的理解。

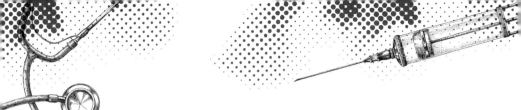

4.7 跨宇宙又橫越洪荒

抬頭望向夜空，天上的點點繁星總能勾起人類無窮的想像。探索太空，向來都是人類的夢想。

從美蘇太空競賽到登陸火星

1957 年 10 月 4 日，蘇聯發射了首枚人造衛星史普尼克 1 號（Sputnik 1），大大刺激了當年蘇聯最大的對手、以高科技為傲的美國。1957 年 11 月，蘇聯又發射了另一枚人造衛星史普尼克 2 號（Sputnik 2），這衛星更搭載了首隻上太空的小狗萊卡（Laika）。美國當然也不甘示弱，艾森豪總統於 1958 年宣布成立美國太空總署，自此掀起了一場美蘇的太空競賽。蘇聯在 1961 年再下一城，把首位太空人尤里·加加林（Yuri Gagarin）送上太空。

蘇聯到這時候為止都似乎遙遙領先美國。但此時甘迺迪總統選擇了另一個非常遠大的目標挽回劣勢，那就是把太空人送上月球。總統當年發表了一段非常振奮人心的演說，他說「我們決定在這十年間登上月球並實現更多夢想，並非因為它們容易，而正

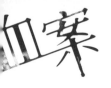

是因為它們困難」。美國太空總署最終克服重重困難，在 1969 年 7 月的阿波羅 11 號任務中將太空人送上月球。尼爾‧岩士唐（Neil Armstrong）成了首位踏足月球的人類，他也在登月後留下了「這是個人的一小步，卻是人類的一大步」這千古傳頌的名句。

經過這一挫敗後，蘇聯似乎已無力再戰了。蘇聯最後放棄了其登月計劃，並把注意力放在太空站的計劃。1975 年，蘇聯的聯盟 19 號和美國的阿波羅 18 號對接，美蘇兩方的太空人握手並交換禮物，參觀對方的飛船，象徵雙方結束太空競賽，進入互相合作的年代。

在阿波羅計劃後，人類再沒有登陸過月球了，人類在太空的邊界又倒退到地球的軌道上。但人類對探索太空、橫跨宇宙的慾望當然不止於此。在月球之後，火星成為了下一個理所當然的目標。

有別於過往的太空探索任務，登陸火星的任務除了成為政府的目標外，就連私人企業都相當有興趣。美國太空總署計劃在 2030 年代把人類送上火星。私人企業 SpaceX 的創始人馬斯克（Elon Musk）卻有一個更進取的計劃，就是在這十年內進行人類登陸火星的計劃。

　　登陸火星是一個非常困難的任務，除了機械工程上的困難外，人類身體上的限制亦是一個需要克服的問題。以現時的技術，人類從地球飛往月球需要三天，飛往火星卻需要約二百天。太空人需要長時間活在微重力的環境中。人類在生理學上能夠良好地在地球上生存，但太空的無重力狀態會帶給人體極大負擔，令身體出現各種不同的變化。接下來我們一起認識一下太空環境對人類的影響。

「太空貧血」

　　我們當然要從血液學說起。高達 48% 的太空人從太空回到地球後都會出現貧血，而且太空人在太空的時間越久，貧血的情況就會越嚴重。這個現象稱為「太空貧血」（space anaemia）。

　　科學家到現時仍未完全理解「太空貧血」的形成機制。其中一個解釋是因為微重力狀態令血漿容量減少（我們之後會再介紹血漿容量減少的機制），紅血球濃度上升，於是腎臟減少製造促紅血球生成素（erythropoietin）——一種負責刺激紅血球製造的賀爾蒙。這會令骨髓減少製造紅血球，而且令年輕的紅血球流失，這現象叫做新生紅血球溶解（neocytolysis）。

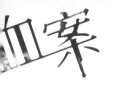

另一個可能的解釋是太空中的輻射可以造成自由基，增加氧化壓力，改變紅血球膜的化學結構，引起溶血。

「脹臉鳥腿」綜合症

另一個有趣的現象是太空人在太空生活了一段時間後，他們的臉部會明顯比在地球時脹了很多。為甚麼呢？

原來太空中的微重力環境會令太空人胸腔膨脹，令到胸腔內壓力減低，及導致心臟膨脹，身體的血液由下肢重新分配到頭部與軀幹。在太空中，下肢中約 10% 的水分會重新分配到上身。因此太空人的臉都是脹脹的，腿則會縮小了，這個現象被稱為「脹臉鳥腿」綜合症（"puffy face–bird leg" syndrome）。

另外，心房膨脹會刺激賀爾蒙心房利鈉肽（atrial natriuretic peptide，簡稱 ANP）的分泌，也會抑制身體的腎素－血管收縮素－醛固酮（renin－aldosterone－angiotensin，簡稱 RAA）系統。這兩個賀爾蒙系統是控制血壓的重要系統，而這些賀爾蒙變化會令腎臟排出更多水分與鹽分。研究顯示太空人在太空中的首 24 小時內已經會減少 17% 的血漿容量。

　　不少太空人剛回到地球時都會出現頭暈、心跳加速等症狀，甚至因此而站不穩。原因是血漿容量下降，令心臟跳動時泵出的血液減少，泵到腦部的血液不足夠。這時太空人只要多喝水，身體就可以慢慢適應地球的重力，控制血壓的賀爾蒙系統及血漿容量也會慢慢回復正常。

「暈太空船浪」

　　上到太空的首一至兩天，不少太空人都會出現頭暈、噁心、作嘔作悶等徵狀，簡單來說就是「暈太空船浪」。幸好這些症狀大多在幾天內就會消退。

　　「暈太空船浪」與我們平常暈車浪或者暈船浪的原理大同小異，都是因為眼睛與內耳的平衡器收到的訊息有衝突，令大腦混亂而產生的。例如我們乘車時看書容易暈車浪，是因為眼睛看書時，收到的信息是靜止的，但內耳的平衡器卻感應到汽車在移動，這個衝突會令大腦混亂而產生暈車浪。

　　而在太空中，低重力令到上下的概念失去了。對於習慣了地球重力環境的大腦來說，就更加混亂，所以才會有「暈太空船浪」的問題。有趣的是，當太空人回到地球，腳踏實地時，早已適應了太空微重力環境的大腦可能又會重新混亂起來，於是又會重新「暈

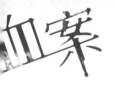

浪」一至兩天。

肌肉與骨骼流失

太空環境對我們身體各個系統都有著大大小小的影響，但其中一個影響得最嚴重的系統一定是肌肉與骨骼。

須知道人類下肢及背部有不少肌肉都是用來抵抗重力的，當我們到了一個重力很低的空間，這些肌肉缺少了刺激，很容易就會萎縮。曾有文獻記載，一個太空人經過 6 個月太空任務後，小腿肌肉容量流失了 20%，而爆炸力則足足減少了一半。因此大家時常見到太空人在太空做運動，目的就是為了鍛鍊肌肉，減少肌肉萎縮。

同樣地，負責負重的骨骼如果缺少了重力的刺激，也會出現顯著的流失。嚴重的話更可能令太空人提早出現骨質疏鬆，甚至骨折。另外，由於過多的鈣質經腎臟流失，所以太空人患腎石的風險也會增加。

視力模糊

有不少太空人在回到地球後都出現視力模糊及遠視加深的問題，為甚麼會這樣呢？

研究人員為了研究這問題，為受影響的太空人檢查眼睛，發現太空人眼睛有視盤水腫（optic disc oedema）及棉絮狀斑（cotton wool spot）等變化，這些變化跟顱內壓（intracranial pressure）上升時發生的變化甚為相似。

於是科學家推斷重力減低令到血液及腦脊液（cerebrospinal fluid）轉移到頭上，令顱內壓上升。另外，太空艙裡的二氧化碳濃度上升都有可能導致顱內壓上升。

總的來說，太空的環境對身體各系統都造成很大的壓力。人類要登陸火星，必須要認識及克服這些生理上的影響。登陸火星是困難的，但人類從不害怕困難，我們都有著一顆好奇心，想探索新的世界，甚至是「跨宇宙又橫越洪荒」。我深信，人類終有一天可以做到。

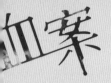

參考資料

Bain BJ. *Blood cells: a practical guide*. Chichester: John Wiley & Sons; 2015.

Bain BJ, Clark DM, Wilkins BS. *Bone marrow pathology*. Hoboken: Wiley-Blackwell; 2019.

Kumar V, Abbas AK, Aster JC, Perkins JA. *Robbins basic pathology*. Philadelphia, PA: Elsevier; 2018.

Bain BJ, Bates I, Laffan MA, Lewis SM. *Dacie and Lewis practical haematology*. Philadelphia: Elsevier Limited; 2017.

Swerdlow SH, Campo E, Harris NL, Jaffe ES, Pileri S, Stein H, et al. *WHO classification of tumours of haematopoietic and lymphoid tissues*. Lyon: International Agency for Research on Cancer; 2017.

Fung MK, Eder A, Spitalnik SL, Westhoff CM. *Technical manual*. Bethesda(MD): AABB; 2017.

〈1.1 居禮夫人的真正死因〉

Elliss H. Marie Curie: pioneer of radioactivity, twice winner of the Nobel Prize. *British Journal of Hospital Medicine*. 2017;78(10): 593.

Steensma DP. Historical perspectives on myelodysplastic syndromes. *Leukemia Research*. 2012;36: 1441–1452.

Shah DJ, Sachs RK, Wilson DJ. Radiation-induced cancer: a modern view. *British Journal of Radiology*. 2012;85(1020): e1166–e1173.

HG Kaplan, JA Malmgren, MK Atwood. Increased incidence of myelodysplastic syndrome and acute myeloid leukemia following breast cancer treatment with radiation alone or combined with chemotherapy: a registry cohort analysis 1990–2005. *BMC Cancer*. 2011; 11:260.

Preston DL, Kusumi S, et al. Cancer incidence in atomic-bomb survivors. Part III: Leukemia, lymphoma, and multiple myeloma, 1950–1987. *Radiation Research*. 1994; 137: S68–97.

Preston DL, Pierce DA, et al. Effect of recent changes in atomic bomb survivor dosimetry on cancer mortality risk estimates. *Radiation Research*. 2004; 162: 377–389.

〈1.2 切爾諾貝爾核災難〉

Thomas GA, Tronko MD, Tsyb AF, Tuttle RM. What have we learnt from Chernobyl? What have we still to learn? *Clinical oncology (Royal College of Radiologists)*. 2011;23(4): 229–233.

Rao D D. Excerpts of UNSCEAR white paper on "evaluation of data on thyroid cancer in regions affected by the Chernobyl accident". *Radiation Protection and Environment*. 2018;41:160–161.

The Chernobyl Forum: 2003–2005. Chernobyl's Legacy: Health, Environmental, and Socio-Economic Impacts and Recommendations to the Governments of Belarus, the Russian Federation and Ukraine. *IAEA*. 2nd revised version.

Macià I Garau M, Lucas Calduch A, López EC. Radiobiology of the acute radiation syndrome. *Reports of Practical Oncology and Radiotherapy*. 2011;16(4): 123–130.

Dörr H, Meineke V. Acute radiation syndrome caused by accidental radiation exposure—therapeutic principles. *BMC Med*. 2011;9: 126.

Wong KF, Siu LL, Ainsbury E, Moquet J. Cytogenetic biodosimetry: what it is and how we do it. *Hong Kong Medical Journal*. 2013;19(2): 168–173.

〈1.3 羅馬帝國的衰亡〉

P Wexler, ed. *History of Toxicology and Environmental Health-Toxicology in Antiquity, Volumes I & II.* London, United Kingdom: Academic Press, Elsevier; 2014.

Scarborough J. The myth of lead poisoning among the Romans: an essay review. *Journal of the History of Medicine and Allied Sciences.* 1984;39(4): 469–475.

Nriagu JO. Saturnine gout among Roman aristocrats. Did lead poisoning contribute to the fall of the Empire? *New England Journal of Medicine.* 1983;308(11): 660–663.

Wilford JN. A clue to the decline of Rome. *The New York Times.* May 31. 1983. https://www.nytimes.com/1983/05/31/science/a-clue-to-the-decline-of-rome.html

Valentine WN, Paglia DE, Fink K, Madokoro G. Lead poisoning: association with hemolytic anemia, basophilic stippling, erythrocyte pyrimidine 5'-nucleotidase deficiency, and intraerythrocytic accumulation of pyrimidines. *Journal of Clinical Investigation.* 1976;58(4): 926–932.

〈1.4 男高音卡雷拉斯與白血病〉

Terwilliger T, Abdul-Hay M. Acute lymphoblastic leukemia: a comprehensive review and 2017 update. *Blood Cancer Journal.* 2017;7(6): e577.

Inaba H, Mullighan CG. Pediatric acute lymphoblastic leukemia. *Haematologica.* 2020;105(11): 2524–2539.

〈1.5 保羅・艾倫連環不幸事件〉

Kim CJ, Freedman DM, Curtis RE, Berrington de Gonzalez A, Morton LM. Risk of non-Hodgkin lymphoma after radiotherapy for solid cancers. *Leukemia & Lymphoma.* 2013;54(8):1691–1697.

Cerhan JR, Slager SL. Familial predisposition and genetic risk factors for lymphoma. *Blood.* 2015;126(20): 2265–2273.

〈1.6「薩根病」〉

Steensma DP. Historical perspectives on myelodysplastic syndromes. *Leukemia Research.* 2012;36(12): 1441–1452.

Vardiman J. The classification of MDS: from FAB to WHO and beyond. *Leukemia Research.* 2012;36(12): 1453–1458.

〈1.7 奧運金牌滑雪手曼泰蘭塔有作弊嗎？〉

Mallik N, Das R, Malhotra P, Sharma P. Congenital erythrocytosis. *European Journal of Haematology.* 2021 Jul;107(1): 29–37.

de la Chapelle A, Träskelin AL, Juvonen E. Truncated erythropoietin receptor causes dominantly inherited benign human erythrocytosis. *Proceedings of the National Academy of Sciences of the United States of America.* 1993;90(10): 4495–4499.

McMullin MFF, Mead AJ, Ali S, et al; British Society for Haematology Guideline. A guideline for the management of specific situations in polycythaemia vera and secondary erythrocytosis: A British Society for Haematology Guideline. *British Journal of Haematology.* 2019 Jan;184(2): 161–175.

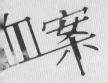

〈2.1 老鼠藥救總統〉

Wardrop D, Keeling D. The story of the discovery of heparin and warfarin. *British Journal of Haematology.* 2008;141(6): 757–763.

Lee TH. Seizing the Teachable Moment—Lessons from Eisenhower's Heart Attack. *New England Journal of Medicine.* 2020;383(18): e100.

Lim GB. Milestone 2: Warfarin: from rat poison to clinical use. Nature Reviews Cardiology. 2017 Dec 14. Epub ahead of print.

Braswell S. Present Eisenhower's $14 billion heart attack. *OZY.* https://www.ozy.com/true-and-stories/president-eisenhowers-14-billion-heart-attack/65157/

〈2.2 現代血液學可以拯救愛因斯坦嗎？〉

Desgranges P, Kobeiter H, Katsahian S, et al. Editor's Choice—ECAR (Endovasculaire ou Chirurgie dans les Anévrysmes aorto-iliaques Rompus): A French Randomized Controlled Trial of Endovascular Versus Open Surgical Repair of Ruptured Aorto-iliac Aneurysms. *European Journal of Vascular and Endovascular Surgery.* 2015;50(3): 303–310.

Stainsby D, MacLennan S, Thomas D, et al; British Committee for Standards in Haematology. Guidelines on the management of massive blood loss. *British Journal of Haematology.* 2006;135(5): 634–641.

Hunt BJ, Allard S, Keeling D, Norfolk D, et al; British Committee for Standards in Haematology. A practical guideline for the haematological management of major haemorrhage. *British Journal of Haematology.* 2015;170(6): 788–803.

〈2.3 孫中山最後的日子〉

Barth RF, Chen J. What did Sun Yat-sen really die of? A re-assessment of his illness and the cause of his death. *Chinese Journal of Cancer.* 2016;35(1): 81.

宗淑杰，柴建軍；孫中山先生與北京協和醫院；第二屆孫中山與現代中國學術研討會論文集；國立國父紀念館；1999 年 5 月。

〈2.4 蛇與美人〉

Warrell DA, Barnes HJ, Piburn MF. Neurotoxic effects of bites by the Egyptian cobra (Naja haje) in Nigeria. *Transactions of the Royal Society of Tropical Medicine and Hygiene.* 1976;70(1): 78–79.

Cheng CL, Mao YC, Liu PY, Chiang LC, Liao SC, Yang CC. Deinagkistrodon acutus envenomation: a report of three cases. *Journal of Venomous Animals and Toxins Including Tropical Diseases.* 2017;23:20.

Neglected Tropical Diseases Program 2019, Minister of Health, Government of Kenya. Guidelines for Prevention Diagnosis and Management of Snakebite Envenoming in Kenya. 2019.

〈2.5 航海家的惡夢〉

Liu B, Yang J, Tian X, Ma H, Gao W. History of Vitamin C: From Conquering the "Marine Sinister" to the Nobel Prize. *University Chemistry.* 2019;34(8): 96–101.

Gordon EC. Scurvy and Anson's voyage round the world: 1740-1744: An analysis of the royal navy's Worst Outbreak. *American Neptune.* 1984;35: 68-86.

Schleicher RL, Carroll MD, Ford ES, Lacher DA. Serum vitamin C and the prevalence of vitamin C deficiency in the United States: 2003-2004 National Health and Nutrition Examination Survey (NHANES). *American Journal of Clinical Nutrition.* 2009;90(5): 1252–1263.

〈2.6 納粹德國的可怕人體實驗〉

Weindling P. *Nazi Medicine and the Nuremberg Trials: From Medical War Crimes to Informed Consent.* London: Palgrave Macmillan; 2004.

Lifton RJ. *The Nazi Doctors.* London: Macmillan; 1986.

Weindling P, von Villiez A, Loewenau A, Farron N. The victims of unethical human experiments and coerced research under National Socialism. *Endeavour.* 2016;40(1): 1–6.

Fraser IS, Porte RJ, Kouides PA, Lukes AS. A benefit-risk review of systemic haemostatic agents: part 1: in major surgery. *Drug Safety.* 2008;31(3): 217–230.

Mahdy AM, Webster NR. Perioperative systemic haemostatic agents. *British Journal of Anaesthesia.* 2004;93(6): 842–858.

〈3.1「恐怖伊凡」何以如此恐怖？〉

de Mariaga I. *Ivan the Terrible.* New Haven: Yale University Press; 2006.

Tampa M, Sarbu I, Matei C, Benea V, Georgescu SR. Brief history of syphilis. *Journal of Medicine and Life.* 2014;7(1): 4–10.

Peeling RW, Mabey D, Kamb ML, Chen XS, Radolf JD, Benzaken AS. Syphilis. *Nature Reviews Disease Primers.* 2017;3: 17073.

Slemp SN, Davisson SM, Slayten J, Cipkala DA, Waxman DA. Two Case Studies and A Review of Paroxysmal Cold Hemoglobinuria. *Laboratory Medicine.* 2014;45: 253–258.

Lozano M, Cid J. Frederic Duran-Jorda: a transfusion medicine pioneer. *Transfusion Medicine Reviews.* 2007; 21(1): 75–81.

Lindholm PF, Annen K, Ramsey G. Approached to minimize infection risk in blood banking and transfusion practice. *Infectious Disorders Drug Targets.* 2011; 11(1): 45–56.

〈3.2 香港鼠疫大爆發〉

Barbieri R, Signoli M, Chevé D, et al. Yersinia pestis: the Natural History of Plague. *Clin Microbiol Rev.* 2020;34(1):e00044-19.

Zietz BP, Dunkelberg H. The history of the plague and the research on the causative agent Yersinia pestis. *International Journal of Hygiene and Environmental Health.* 2004;207(2): 165–78.

Pryor EG. The great plague of Hong Kong. *Journal of the Hong Kong Branch of the Royal Asiatic Society.* 1975;15: 61–70.

〈3.3 蕭邦的心臟〉

Witt M, Szklener A, Kawecki J, Rużyłło W, Negrusz-Kawecka M, Jeleń M, Langfort R, Marchwica W, Dobosz T. A Closer Look at Frederic Chopin's Cause of Death. *American Journal of Medicine.* 2018;131(2): 211-212.

Dowell S. Is Home is where the heart lies: the amazing story of Chopin's heart. *The First News.* February 22, 2022. https://www.thefirstnews.com/article/home-is-where-the-heart-lies-the-amazing-story-of-chopins-heart-10636

Kongsgarrd UE. Frédéric Chopin and his suffering. *Tidsskriftet.* April 8, 2011. https://tidsskriftet.no/en/2011/04/frederic-chopin-and-his-suffering

參考資料

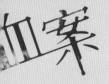

〈3.4 拯救康熙的「外國勢力」〉

Hanson M. Jesuits and Medicine in the Kangxi Court (1662–1722). *Pacific Rim Report*. 2007;43: 1.

Garcia LS. Malaria. *Clinics in Laboratory Medicine*. 2010;30(1): 93–129.

Lamontagne F, Agoritsas T, Siemieniuk R, Rochwerg B, Bartoszko J, Askie L, et al. A living WHO guideline on drugs to prevent covid-19. *BMJ*. 2021;372: n526.

〈3.5 越戰中的「軍備競賽」〉

Brabin BJ. Malaria's contribution to World War One—the unexpected adversary. *Malaria Journal*. 2014;13: 497.

Robert LL. Malaria prevention and control in the United States military. *Médecine tropicale*. 2001;61(1): 67–76.

Croft AM. A lesson learnt: the rise and fall of Lariam and Halfan. *Journal of the Royal Society of Medicine*. 2007;100(4): 170–174.

White NJ, Hien TT, Nosten FH. A Brief History of Qinghaosu. *Trends in Parasitology*. 2015;31(12): 607–610.

〈3.6「非洲黃金之國」的「昏君」〉

Davidson J. The 10 richest people of all time. *Money*. July 30. 2015.
https://money.com/the-10-richest-people-of-all-time-2/

Mohamud N. Is Mansa Musa the richest man who ever lived?. *BBC News*. March 10. 2019.
https://www.bbc.com/zhongwen/trad/world-56086407

Levtzion N. The thirteenth–and fourteenth–century kings of Mali. *The Journal of African History*. 1963;4(3): 341–353.

Bouteille B, Buguet A. The detection and treatment of human African trypanosomiasis. *Research and Reports in Tropical Medicine*. 2012;3: 35–45.

Gao JM, Qian ZY, Hide G, Lai DH, Lun ZR, Wu ZD. Human African trypanosomiasis: the current situation in endemic regions and the risks for non-endemic regions from imported cases. *Parasitology*. 2020;147(9): 922–931.

〈4.1 悲慘的蘇格蘭女王〉

Sir AS MacNalty. *Mary, Queen of Scots*. New York; Frederick Ungar Publishing Co, 1961.

McSherry JA. Was Mary, Queen of Scots, anorexic? *Scottish Medical Journal*. 1985;30(4): 243–245.

Sullivan PF. Mortality in Anorexia Nervosa. *American Journal of Psychiatry*, 1995;152(7): 1073.

〈4.2 高溫燒滾了我一切〉

Carbone GM. *Nathanael Greene: A biography of American Revolution*. New York; St. Martin's Publishing Group. 2008.

Gauer R, Meyers BK. Heat-Related Illnesses. *American Academy of Family Physicians*. 2019 Apr 15;99(8): 482–489.

Li THS, Wong MS, Wong HF, Wong WS, Chan CB. Hyperthermia associated morphological changes in white blood cells. *International Journal of Laboratory Hematology*. 2021;43(5): 888–889.

〈4.3 把希特拉擊倒的毒氣〉

Kershaw I. *Hitler: A Biography*. New York: W. W. Norton & Company; 2008.

DeVita VT, Chu E. A History of Cancer Chemotherapy. *Cancer Research*. 2008;68(21): 8643–8645.

Smith SL. War! What is it good for? Mustard gas medicine. *Canadian Medical Association Journal*. 2017;189(8): E321–E322.

〈4.4 海明威自殺之謎〉

Dieguez S. 'A man can be destroyed but not defeated': Ernest Hemingway's near-death experience and declining health. *Frontiers of Neurology and Neuroscience*. 2010;27: 174–206.

Farah A. *Hemingway's Brain*. Columbia: Univ of South Carolina Press. 2017.

Liebson PR. Did Ernest Hemingway have the Celtic curse? *Hektoen International Journal*. 2022;14(1).

Brissot P, Pietrangelo A, Adams PC, de Graaff B, McLaren CE, Loréal O. Haemochromatosis. *Nature Reviews Disease Primers*. 2018;4: 18016.

〈4.5 殺死華盛頓的「暗黑醫學」〉

Cheatham ML. The death of George Washington: an end to the controversy? *American Surgeon*. 2008;74(8): 770–774.

North RL. Benjamin Rush, MD: assassin or beloved healer? *Proceedings (Baylor University. Medical Center)*. 2000;13(1): 45–49.

Parapia LA. History of bloodletting by phlebotomy. *British Journal of Haematology*. 2008;143: 490–495.

Assi TB, Baz E. Current applications of therapeutic phlebotomy. *Blood Transfusion*. 2014;12(Suppl 1): s75–s83.

〈4.6 耶穌的血汗〉

Récher C. Hematidrosis as a manifestation of COVID-19 containment-induced stress. *eJHaem*. 2021;2:25.

Kluger N. Hematidrosis (bloody sweat): a review of the recent literature (1996–2016). *Acta Dermatovenerologica Alpina, Panonica et Adriatica*. 2018;27(2): 85–90.

Duffin J. Sweating blood: history and review. *Canadian Medical Association Journal*. 2017;189(42): E1315–E1317.

〈4.7 跨宇宙又橫越洪荒〉

Bizony P. The story of Space Race. BBC Sky at Night Magazine. March 11, 2021.

https://tidsskriftet.no/en/2011/04/frederic-chopin-and-his-suffering

Aubert AE, Larina I, Momken I, et al. Towards human exploration of space: The THESEUS review series on cardiovascular, respiratory, and renal research priorities. *Npj Microgravity*. 2016: 2

Williams D, Kuipers A, Mukai C, et al. Acclimation during space flight: Effects on human physiology. *Canadian Medical Association Journal*. 2009;180: 1317–1323.

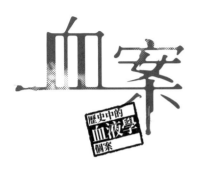

作者　　　　史丹福

總編輯　　　葉海旋

編輯　　　　黃秋婷

書籍設計　　Tsuiyip@TakeEverythingEasy Design Studio

出版　　　　花千樹出版有限公司

地址　　　　九龍深水埗元州街 290-296 號 1104 室

電郵　　　　info@arcadiapress.com.hk

網址　　　　www.arcadiapress.com.hk

印刷　　　　美雅印刷製本有限公司

初版　　　　2022 年 7 月

ISBN　　　　978-988-8789-04-7

版權所有　翻印必究

本書內容僅供參考，本社及作者已盡力確保圖文資料正確。身體狀況及病情因人而異，讀者如有任何健康問題及疑問應諮詢醫生或其他專業人士，本社及作者不會就本書內容在任何情況下使用時的準確性和適用性承擔任何責任。